BRAIN PLASTICITY《ブレイン・プラスティシティー》

自らを変える脳の力

エリコ・ロウ
Eriko Rowe

プレジデント社

目次

まえがき

ＡＩ（人工知能）が自己体験から学んでどんどん賢くなっていくことは広く理解されており、その驚異的な進化が人類にとっての脅威に変わるのではないかという論議も高まっています。その一方では、私たち人間が持つ生身の脳にも実は毎日の体験を通じて自己改善する力があるばかりか、脳の構造自体も変化し続けていることは、あまり認識されていないように思います。

生きている人の頭の中で何が起こっているのかを確かめることが難しかったことから、現代医学のなかでも脳の研究は遅れをとったようで、人間の脳には生涯にわたって保持できるブレイン・プラスティシティー（脳の可塑性）があることに研究者が注目するようなったのは21世紀に入ってからでした。

脳の可塑性とは、「脳神経系が内在的または外界からの刺激に反応してその構造、機能または接続を再編成することにより、活動を変化させる能力」と定義されています。わかりやすく言えば、脳には様々な刺激に応じて自分を変える力があるということです。

近年になって世界中の脳神経学者が競いあい、または協力しあって、脳がどういう場合にどう変わるのか、人は脳をどう変えられるのかを調べる研究に熱中するようになり、新たな研究報告が続々と発表されています。

その結果、すでに明らかになったのは、サバイバルと自己改善に向けて人の脳が生まれつき持つ「変わる力」は、ひと昔前の脳神経学の権威なら想像もしなかったほど素晴らしいということです。育ち盛りの子どもだけではなく成人になっても高齢になっても、脳の可塑性を良い方向に刺激する食生活やライフスタイルを心がけることで、頭を良くすることはできるし、加齢による脳の自然な劣化に対抗することもできる。そして、そのことは科学的な真実として認められているのです。さらには、以前には治癒は不可能だと考えられていた脳卒中の後遺症や先天性の脳障害も、脳の可塑性を理解しうまく利用することで克服できる可能性があることも証明されています。

ところが、先端の脳神経科学者の間ではシェアされ蓄積されている、脳を守り良くするための知識や技法は、なぜか一般社会にはまだ浸透しておらず、巷の開業医の間でも利用されていないようです。それどころか、頭の良さ、つまり脳の出来具合は基本的には生まれつきで　病気や怪我、高齢化で衰えることはあっても良くすることは難しい、という固定観念が根強く残っているようなのはとても残念だと思うのです。

本書では脳の可塑性に関して英語で発表され、世界に発信されている研究論文をできる限り多く調べ、比較し、読者の皆様にとって現実的に役立つと思える情報を集めて紹介しています。あらたに調べだしてみると、ジャーナリストとして医学や健康情報の先端に精通していると思っていた私にとっても、目からウロコの情報がたくさんありました。そして調べれば調べるほど、私自身の脳の変わる力にも自信が持て、新たな能力の開発にも積極的になりました。

本書を欧米の脳科学研究の最新レポートとしてお読みいただくだけでなく、ブレインヘルスの改善、脳力開発に向けた参考書として、ご自身やご家族の脳力アップにお役立ていただければ幸いです。

装丁　間野 成
図版作成　大橋昭一
校正　髙松完子

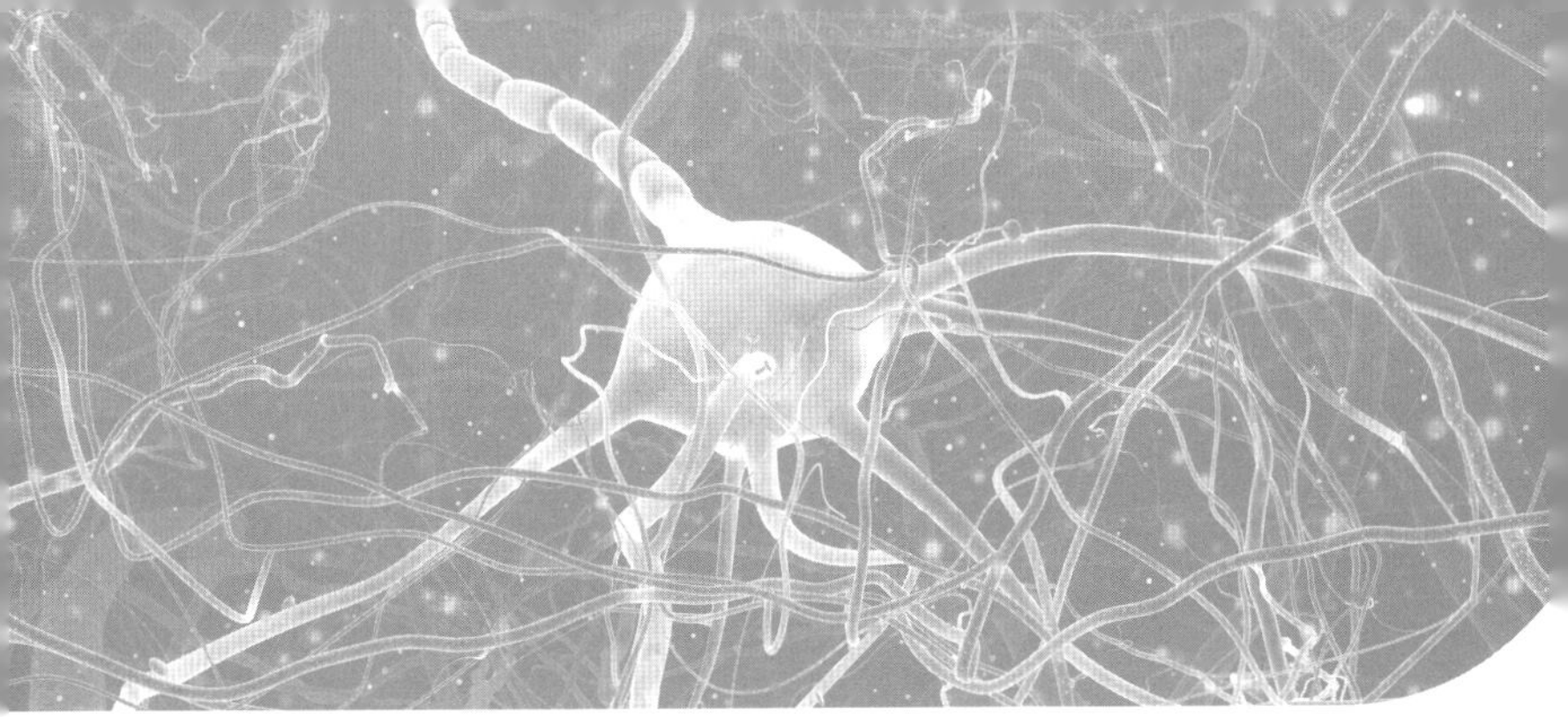

第1章

あなたの脳は、毎日変わり続けている

脳に関する医学の常識は変わり続けています。4歳の頃に時々てんかんの発作を起こすようになり、6歳で脳腫瘍と診断され、右脳の3分の1を摘出された少年の例があります。その結果、少年はなんとか生命の危機は脱したものの、自分の鼻よりも左側の世界が全く見えなくなりました。右脳には視覚を司る部位があるので、視覚そのものを失う恐れもあったのです。医師は少年が人の顔を認識する能力を失うことも予想していました。人の顔を見分けるには複雑な認知機能が必要で、右利きの人の場合には通常、主に右脳が司っている機能だからです。

しかし、その少年は対人関係の基礎となる人の顔を認識する能力を失わずにすみました。少年の脳の活動を血流の変化で観察すると、**左脳にある本来は言葉の識別を処理する領域が、失われた右脳の作業を肩代わりしていることが分かりました。**10歳になった少年は平均を上回る知能指数を持ち、言語能力も年齢相応で、学校では鼻より右の視野でも教室が見渡しやすいように教室の中の左側に座らせてもらい、テストの成績も良いそうです。これは2018年に医学雑誌『セル・レポート』に掲載された臨床報告ですが、このように**失われた能力を自律的に回復する脳の驚異的なパワー、専門用語で言えば脳の可塑性《かそせい》（brain plasticity）、神経可塑性**を示す実例は珍しくなくなっています。後章で紹介するように、左脳を持たずに生まれ、長くは生きられないと医師に宣告されながらみごとに成長し、会計を仕事とするようになっただけでなく、天才的な記憶力を持つ大人に成長した例もあります。まだ発達段階にある幼少期の脳ほど柔軟性＝可塑性はないものの、成人の脳にも可塑性があることが明らかになってきたのは近年のことで、短期間で改善されないと諦められていた脳卒中の後遺症のリハビリも、今後大きく変わっていきそうです。

「脳は変わらない」は医学界の迷信だった

人体では内臓や筋肉、骨、皮膚、血液も細胞が日々少しずつ入れ替わっていることは広く認識されていますが、脳に関しては「頭の良し悪しは生まれつき」という見方が根強いようで、インターネットで健康関連情報を検索してみると、いまだに「脳は変わらない」と断言しているサイトさえあります。

医師の間でも脳の細胞の生成は生後まもなく終わり、その後は入れ替わらず、損傷した脳細胞も再生されないという概念が長く常識とされてきましたが、実はそれは迷信に過ぎなかっただけでなく、**最近の研究では、脳ほど変わる力に長けた器官はない、とみられるようになっています。**

人体の仕組みの解明において脳神経科学が遅れをとった形になったのは、まず、身体の他の器官とは異なり脳の微細な活動を人の生存中に観察することができなかったことが大きな要因とされています。また、脳に深刻な打撃を受けると回復しないことが多いという臨床結果から、1950年代に入っても、脳の変化は幼児期と児童期にしか起こらず、脳の物理的な構造はほぼ永久的なものだという観念が医学界でも固定し、それを前提として精神科や脳神経科の医学が発達しました。医学史を振り返ってみると、臨床経験から脳には変わる力があるようだと推察した医師や心理学者も20世紀初頭から時折出てきていたようですが、科学的な証明ができないことから、みな異端視され、その主張は黙殺されるか却下されてきたようです。

脳卒中で倒れた高齢者が機能を回復する臨床例に研究者が注目し始めたのは、1960年代に入ってからでした。脳の機能にはそれまで考えられていた以上の柔軟性があることや、脳が損傷を受けた後でも、自己修復が可能であることを示す証拠も見つかり始めました。が、脳神経科学にコペルニクス的展開ともいえる革命が起きたのは、生きている人の脳の構造や活動を可視化して観察できる造影診断技術が開発され、普及しだした20世紀終盤のことでした。天体望遠鏡の出現で、それまで頑なに天動説を守ってきた天文学の権威も地動説を認めざるを得なくなったように、脳が実際に変わる様子が客観的に観察され、記録されるようになり、**脳に驚異的な変わる力があることは疑いようのない事実と認められたのです。**

人類の脳は約860億個の神経細胞（ニューロン）が信号を送り合う綿密で膨大な通信網のような構造をしています。極めて自律性が高い器官で、個人の状態や活動の必要に応じて、自発的に新たな神経細胞の結合を作り出したり、神経伝達の回路を変更し続けているだけではなく、新しい神経細胞そのものを作り出すこともできることが今では分かっています。そうした脳の変わる力は、脳の可塑性、または神経可塑性とも呼ばれています。脳に可塑性があることを新たな前提として、世界中でその詳細を明らかにする研究が盛んに行われるようになっています。

本章では、最先端の研究成果を紹介しながら、脳の未知の可能性について考察していきたいと思います。

人類の脳の神経細胞は他の哺乳類の神経細胞とは異なる

2021年にはマサチューセッツ工科大学（MIT）の研究チームが、人類の脳の神経細胞は他の哺乳類の神経細胞とは構造が異なることが分かった、と発表しています。

人でも他の動物でも脳を構成する神経細胞はイオンチャンネルが生み出す電気信号によって他の神経細胞とコミュニケーションをとっていることはすでに確認されていました。イオンチャンネルとは細胞の表面にある形質膜あるいは内膜系に存在するタンパク質の一種で、カリウムやナトリウムなどのイオンを通過させその流れを制御していることも分かっていました。

今回新たに発見されたのは、人の神経細胞にあるイオンチャンネルの数は他の哺乳類の神経細胞と比べるとはるかに少ない、という意外な事実でした。

この研究チームはまず2018年に、人類とラットの神経細胞を詳細に比し、主に樹状突起と呼ばれる神経細胞の部分で、電気的特性の一部が異なっていることを発見しました。この研究では他の動物よりは密度が高いはずの人類の神経細胞のイオンチャンネルの密度が、ラットより低いという意外な発見もありました。それまでの動物学では、人類の脳は基本的には他の哺乳類と同様の構造をもち、神経細胞の体積に比例してイオンチャンネルの数も増え、したがって神経細胞のイオンチャンネル密度は高くなるという法則があるとされてきたからです。そこで、神経細胞のイオンチャンネル密度を研究の焦点とし、哺乳類全体の代表としてモルモット、ウサギ、マーモセット（小型のサルの一種）、マカク（オナガザルの一種）、そしてヒトなど10種類の動物の神経細胞を分析するという、この種の電気生理学的研究としては最も広範な研究が実施されました。その結果、神経細胞の体積に比例してイオンチャンネルの数が増えるという哺乳類一般の法則に関しては、人類だけは顕著な例外である、という予想外の結果が出て、大きなニュースとなったのです。

このふたつの研究の主任研究者であるMITマックガバン脳研究所のマーク・ハルネット博士は、この人類の脳の神経細胞の特質には重大な意味がある、としています。**イオンチャンネルの密度を下げることで人類の脳は神経細胞の活動に使われるエネルギーの消費を節約し、そのエネルギーを他の神経細胞や回路の処理に向けていることが推察できる、**というのです。ハルネット博士は**「脳のエネルギー効率が高まるように進化したことで、ヒトはより大きな大脳皮質を維持できるようになったのだろう」**と推測しています。言い換えれば、より大きな脳を持てるようになったということです。

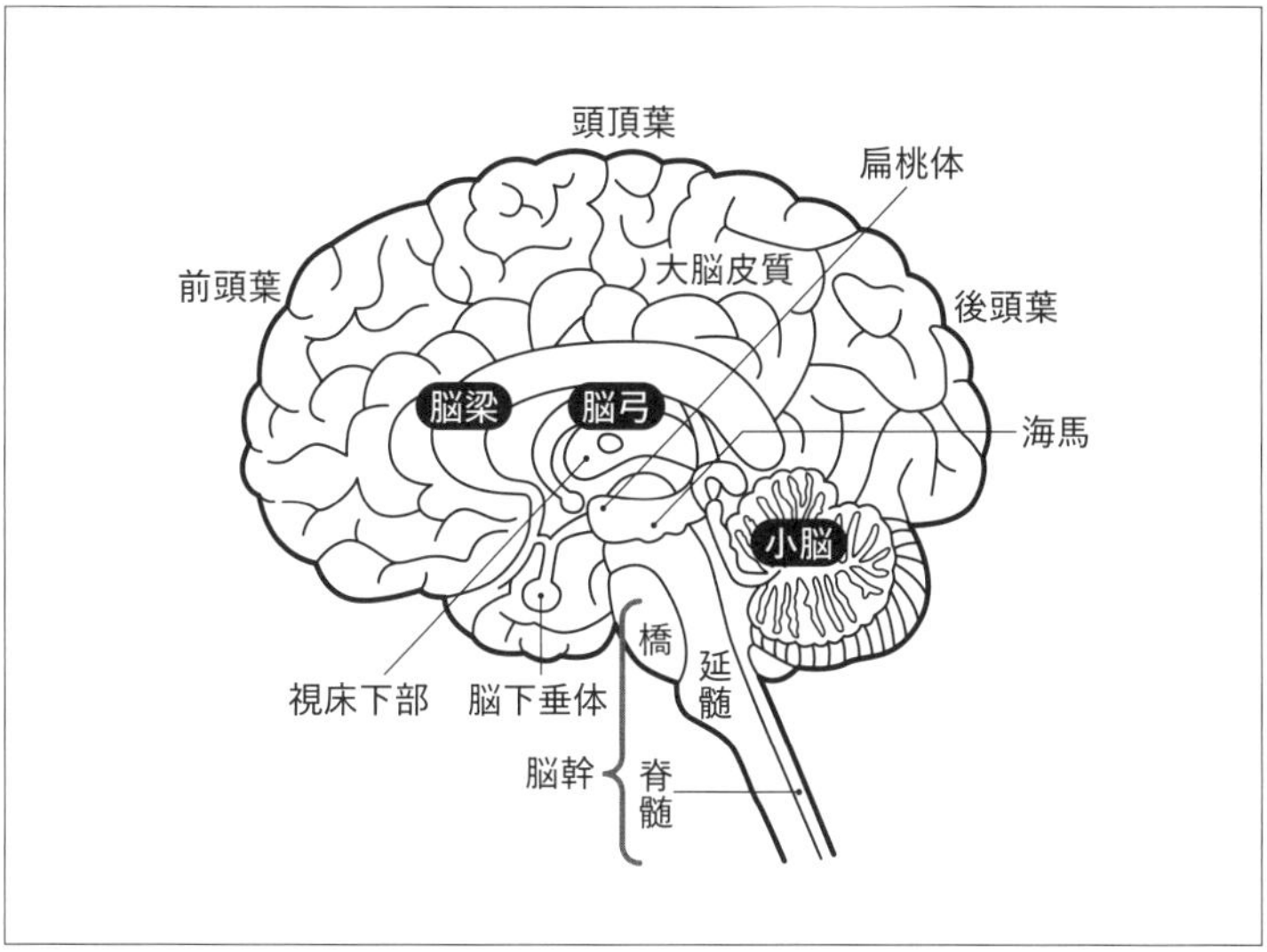

脳は必要に応じて自らの構造も機能も変えられる

脳が可塑性、言い換えれば脳が変わる力を発揮するための方法は、大別してふたつに分類できます。ひとつは、前頭葉、海馬、扁桃体など脳を構成している領域の体積や大きさといった脳の物理的構造自体が変わるもので、脳の構造的可塑性と呼ばれています。学習（脳にとっての新たな体験）などによって脳の物理的構造が実際に変化することは、これまでの研究から明らかになっています。つまり、**学習によって、脳が大きくなったり、ある部分の体積が増えたりする**のです。

もうひとつは、脳の構造自体は変わらなくてもその機能が変わる、つまり脳の役割が変わるもので、脳の機能的可塑性と呼ばれています。**人類の脳には条件や必要に応じて、既存の領域の役割を自律的に変えられる能力もある**のです。たとえば、脳卒中や外傷などである領域の機能が失われたり衰えた場合には、その領域が担っていた機能を脳の他の領域が肩代わりしはじめることがあるのです。また、個人がふだんの活動であまり活用しない機能があれば、それを司る脳の領域は、よりニーズの大きい別の機能を担いはじめるのです。人類の脳は本人が意図する、しないに関わらず、気づいているか、いないかに関わらず、このふたつの方法で、少しずつ変わり続けているのです。

すべての人の脳にはこうした変わる力、脳を変えられる可能性が生まれつき備わっていますが、変化のタイミングや程度や速度、変わる内容は年齢、環境、体験、遺伝といった様々な要因に影響されています。また脳の可塑性にはグリア細胞や血管細胞など、神経細胞以外の脳細胞も関与していると考えられています。

脳の可塑性はほぼ生涯を通じて維持されるとみられていますが、いつでも容易に変えられるわけではないようです。一般的には成長期の脳のほうがそうした影響を及ぼす外からの要因に対して敏感に反応して変化しやすい傾向があると考えられています。

脳が変わる時に頭の中で起きていること

心理学者の立場から人の意識や感情の状態と脳の可塑性の関係を研究してきたカリフォルニア

大学バークレー校のリック・ハンソン博士によれば、赤ちゃんの歩き始めにしても、大人が我慢することを学ぶにしても、すべて「学習」が必要です。心理学者たちは、私たちが学習を成し遂げ変化するたびに、脳も変化しているはずだ、と以前より推察していましたが、脳のなかで神経網がどのように再編成されるのかや、その速度、度合いの解明は、つい最近になってようやく進んできたそうです。ハンソン博士は著書『Neurod harma』のなかで脳が変わる力のメカニズムを次のように16の要素に分類しています。

1　既存の神経細胞間のシナプスの接続が敏感または鈍感になる
2　個々の神経細胞が活性化、または不活性化する
3　個々の神経細胞の核種の遺伝子の発現性が変わる（エピジェネティクス効果）
4　神経細胞間に新たな接続ができる
5　新たな神経細胞が生まれ（ニューロジェネシス）、既存の神経網に組み込まれる
6　特定の脳の領域の活動が活性化、または不活性化する
7　特定の神経回路が変わる
8　神経回路を支える脳内のグリア細胞が変わる
9　セロトニンなど神経化学物質の流れが変わる
10　神経細胞が生き残り、成長し、他の神経細胞とつながりやすくなる

11　新たな学習の初期に海馬と頭頂部皮質が素速く変わる
12　海馬で出来事を再現する
13　情報が皮質の長期保存領域に保管し直される
14　海馬と皮質の連係が増大する
15　学習した内容が皮質で統合される
16　脳波の周波数が低くなる徐波睡眠中と夢を見ている状態のレム睡眠中に脳が整理される

こう見ていくとまるで精密な機械のようですが、ハンソン博士によれば、脳は意識と一心同体で、神経細胞や神経細胞の接続は、固定されたものではなく、毎日、刻々と変化して、異なる意識の表現を生み出しています。例えば今日、友人に笑い話をしている際に活性化する脳の神経ネットワークは、明日、同じ話を別の人にする際に活性化する神経ネットワークと同一ではなく、だからロボットのようにまったく同じ言動や仕草を繰り返すことにはなりません。

脳を良い方向に変えたいなら、次のことは常に意識しておくべきでしょう。それは、精神活動と脳の神経細胞の活動は常に双方向で影響しあっており、脳が私たちの意識を変えると同時に、意識、つまり私たちの思考や気持ちも脳を変えている、ということです。

自己学習と記憶により脳は変わり続けている

脳の変化の引き金となる大きな要素は「学習と記憶」だということでは、すでに脳神経科学者の見解は一致しているようです。彼らの定義によれば、学習とは外部からの指示、示唆や意図的、または偶発的な経験によって、新しい知識や技能を習得する能力のことです。「記憶」とは、学習により学んだ知識を長期にわたって保存するための脳のプロセスです。

学習によって脳に起こる変化には少なくとも2種類あります。ひとつは神経細胞の内部構造の変化です。とくにシナプスの領域が構造的に変化するとみられています。また、**神経細胞間のシナプスの数も学習によって増加する**ということです。

ここで神経細胞の構造についてご説明しておきます。

神経細胞は主要部分の細胞体とその周囲にある短い枝のような樹状突起、長い枝のような軸索から構成されています。神経細胞は軸索を通して他の神経細胞とつながることにより、何かの作業の実行に必要な機能のネットワークを形成しています。神経情報を出力する神経細胞とそれを入力する神経細胞の間には情報伝達のための接触構造ができますが、その結合部がシナプスと呼ばれる部分です。シナプスの前部の末端には神経伝達物質、ミトコンドリア、その他の細胞小器官が含まれています。シナプスの後部の末端には神経伝達物質を受け取る受容体があります。そしてシナプスの前部の末端と後部の末端の間にはギャップがあります。

ちなみにシナプスの語源はギリシャ語で「つなぐ」、「留める」という意味で1987年に生理学の教科書の中枢神経の構造の解説として名づけられたそうです。

シナプスの前端の電気信号が引き金になり神経伝達物質を含む小胞がシナプス前部の膜に向かい、シナプスのギャップに神経伝達物質が放出されます。神経伝達物質はシナプス後端に広がりシナプスの後部の末端の神経細胞の電気的反応を活性化、または不活性化させます。その活性化が十分だと信号の伝達が続くことになります。

さて、脳が学習により得た新たなデータはまず、情報を一時的に呼び出すための短期記憶として保存されます。短期記憶は新しいシナプスの形成といった構造的変化ではなく、脳内の電気的・化学的作用によるとする研究報告もあります。ひとつめの神経細胞を刺激すると、それがふたつめの神経細胞を刺激し、ひとつめとふたつめの神経細胞がシナプスで結ばれ、ふたつめの神経細胞は次の神経細胞を刺激するという繰り返しになります。そうしてできた情報伝達の回路が何度も利用されるとシナプスのつながりが強化されます。そうした脳内で起きた構造的、生化学的変化の結果として、短期記憶は長期記憶に移行すると考えられているのです。

大人になる前に無駄を省く脳の整理整頓

人生の過程はすべて「学習」の連続ですから、歳を取るにつれてシナプスも増加を続けそうなものですが、そうでないことも分かっています。

人類の脳の急成長期は幼少期とされています。幼少期にはひとつひとつの神経細胞が成熟するにつれて、そこから出る枝、情報を送り出す軸索と情報を取り入れる樹状突起も増え、シナプスのつながりも増加します。

生まれたての赤ちゃんでは大脳皮質の各神経細胞には２５００のシナプスが存在します。３歳頃までに各神経細胞あたりのシナプス数は１万５０００に増加しますが、意外なことに成人になると、その数は約半分に減っていることが確認されています。

脳神経科学者の間では、いったん増加したシナプスの減少は「シナプスの刈り込み」と呼ばれています。木は成長するにあたっては、環境や天候に応じて、必要な方向に必要な数の枝を生み伸ばす一方、生命の維持や成長の役に立たなくなった枝を落としていきます。それと同様に、人の脳も使用頻度が高く必須とみなされる神経細胞間の結合を強化する一方、用意はしたもののあまり利用されず、その個人の成長にとっては不要とみなされる神経細胞間の結合を削除することで、無駄を省き、能率を良くしているのです。

脳の視覚野（視覚を司る部分）では、シナプスの生成は生後8ヶ月頃にピークとなり、計画や性格、様々な行動に関わる前頭前野では、生後1年目にシナプスの数がピークに達するとみられています

どの結合を刈り込むかの決定に関しては、初期には遺伝子の影響が大きいとみられていますが、

主にはその人の経験しだいです。脳の神経細胞が司る機能は細分化されているので、日常的に頻繁に活性化されている神経細胞の結合は維持され、強化されます。一方、その機能が有効活用されていない場合には、その神経回路は不要とみなされます。そうなれば、神経細胞に備わっている、自己破壊機能が作動するのです。これは情報を受信または伝達しないままでいる細胞を死滅させる、アポトーシスと呼ばれるプログラムによるもので、生物を環境に適応しやすくするための脳の可塑性のひとつです。**神経細胞には「使えば増強され、使わなければ失う」という法則があるのです。**

これは都市の道路網にもよくたとえられます。交通量が多いルートの道路は拡張されたり、高速道路網に整備されますが、あまり人が通らない道路は整備もされず、通行しにくくなればより交通量は減り、やがては草ぼうぼうで道ではなくなってしまいます。私たちの頭の中の情報通信網も同様だ、ということです。

シナプスの刈り込みが最も盛んになるのは2歳から10歳の間で、視覚野のシナプスの刈り込みは6歳くらいまで続くとされています。以前はシナプスの刈り込みは思春期の初め頃までで終わると考えられていましたが、最近の研究では、2度目の刈り込みが思春期の終わり頃に起こり、主に意思決定や人格形成、判断力に関わる前頭葉ではシナプスの刈り込みが20代後半まで続くことも示唆されています。

シナプスの刈り込みの分かりやすい例としてよく挙げられるのが、外国語、とくに外国語会話の学習能力です。人間の赤ちゃんはどんな言語の発音も聞き取れ、発音できる神経回路を備えて生まれてきます。ですから**幼少時から外国語を聞き慣れて育てば、何ヶ国語でも会話できるようになります。けれど、日常的に接し、使うのが母国語だけだと、不必要な外国語のための神経回路は弱体化し、やがては消えてしまいます。**外国語でネイティブ同様に会話できるようになるためには生後12ヶ月くらいから遅くとも13歳くらいまでに、その外国語に親しむ必要があるとされているのはそのためです。英語の読解は問題なくできる日本人の多くも聴覚ではRとLの発音を聞き分けられず、うまく発音もできないのも、シナプスの刈り込みで、必要な神経回路を失っているからです。完全に失ってしまうと、一からそれを構築し直すのは、不可能ではなくとも困難になってしまう、ということなのです。

高齢者は若者より脳の多くの領域を使っている

歳を取るにしたがって他の内臓が老化するように脳も老化します。が、先に述べたように脳には脳の各領域の役割を変える力、機能的可塑性が備わっていて、それは事故や病気などによる脳の領域の損傷の際に活躍するだけではなく、自然な老化で衰えた脳の機能を補う役割も果たしており、大規模な脳の再構成も自発的に行っているようです。

ハーバード大学医学部付属ポール・Ｆ・グレン研究所で加齢の生物学的メカニズムを研究して

きた遺伝学教授のブルース・ヤンクナー博士によれば、問題を解いている最中の10代の若者の脳を磁気共鳴画像診断装置（ｆＭＲＩ）で観察すると、その問題の解答に必要な機能を通常司る、右脳または左脳のどちらかの前頭前野が非常に活発に活動していますが、中年ではもう片方の脳の半球の活動も少し活発化しはじめ、高齢者では左脳と右脳の前側で均等に仕事を分担しています。「脳は、自分の脳のより多くの領域を活用することによって機能不足を補い始めるのです」とヤンクナー博士は述べています。

１９９４年に『ジャーナル・オブ・ニューロサイエンス』誌に発表されたトロント大学の心理学者シェリル・グレディー博士らの研究でも、特定の作業を達成するために、**高齢者は若年者よりも多くの脳の領域を使用している**ことが確認されています。同じ顔を探すテストに取り組んでいる最中の被験者の脳を比較すると、若者の脳では主に後頭部の視覚野が活性化していましたが、高齢者の脳では前頭前野も活性化していました。また、若年層では片方の脳半球しか活性化しないような作業にも、高齢者は両半球の脳を使う傾向があり、難問に取り組む際にはヤングアダルト（18歳から35歳）も両半球を使いますが、高齢者は簡単な問題でも両半球を使っていました。

さらに両側の脳を使える高齢者ほどテストの成績は高くなる、というデューク大学などによる研究報告が２００２年にも『ニューロイメージ』誌に発表されています。

デューク大学などの研究チームは２０２０年には、様々な認知力のテストをして、その最中に活発になる脳の領域の年代による違いをＭＲＩで観察した研究も発表しています。その結果、30

代から40代の人は主に側頭葉を使用しており、学歴が高い人ほど側頭葉を駆使していました。一方、65歳以上の人は主に前頭前野を使用しており、学歴が高い人ほど前頭前野を駆使していました。つまり、高齢者の場合には側頭葉の機能の低下を前頭葉でカバーしていることが示唆できる、というわけです。

年代に関わらず学歴が高い人ほど脳を駆使していたのは、学習に費やしてきた期間が長いほど、精神活動を司る脳神経回路が発達し、それが認知予備能と呼ばれる認知力の低下を抑える個人の潜在的な脳力となって、老化に伴う機能低下を防ぐのだろうと考えられています。これは蓄電池があれば停電になっても電気を使い続けられるようなものですが、脳の場合には、**「使えば増強され、使わなければ失う」法則**に従い、特定の神経回路を使えば使うほど、自家発電のように認知予備能も増強される仕組みになっているのです。

こうした研究結果を踏まえて、デューク大学のロバート・キャベザ博士らの研究では、ある作業の達成に使われる前頭前野の神経回路の接続が年代によりどう変わるかを、みてみることにしました。それは、視覚的イメージを符号化して思い出させるという実験です。その結果、高齢者では前頭前野がより効果的に他の脳の領域の神経回路に統合され、そのために、思い出の検索機能が向上していました。また、高齢者の前頭前野ではパフォーマンスに関連した神経細胞の結合のパターンが再構成されているのが顕著でした。そして高齢者の脳における前頭前野の再構成の度合いは、内側側頭葉における再構成の度合いの減少に比例していました。つまり、海馬や扁桃体を含み、記憶に重要な役割を果たす内側側頭葉の結合性が弱まる一方で、前頭前野の結合性が強化され、それが内側側頭葉の結合性の減少による機能低下を補う役割を果たしているらしいことが分かったのです。

キャベザ博士らによれば、言語や視覚に関しても、それらの機能を司る脳の領域の老化に応じて脳は領域の役割分担を変えています。一般的な脳の役割分担に関しては、それまで言語は主に左脳が司り、視覚は主に右脳が司るとされていました。しかしキャベザ博士らの研究結果から、老化に伴いそうした左脳と右脳の役割分担は明確ではなくなり、両脳を使うようになる傾向があることが判明しました。つまり、おそらくは片脳の機能低下をもう片方の脳で補うようになることが示唆されたのです。

前述のヤンクナー博士の研究チームは、胎児の発育過程でスイッチが入る遺伝子が、健康な高齢者の脳で再活性化され、ストレスの影響を修復するために役立てられていることも発見しています。RESTと呼ばれるこの遺伝子には、アルツハイマー病の原因となっている遺伝子をオフにする働きもあるそうで、脳の変わる力は遺伝子レベルでも発揮され、自主的に予防医学を実践しているということになります。

人は90歳になっても新たな脳神経細胞を生み作れる

人類以外の多くの哺乳類の脳では、成熟した後にも新たな神経細胞が生まれ、それが脳の可塑性に重要な役割を果たしている。そのことは、1960年代からの研究で発見されていました。人の脳における神経細胞の新生の可能性を初めて示唆したのはピーター・エリクソン博士らの研究です。腫瘍細胞の増殖を監視するために、増殖細胞の検出ツールであるプロモデオキシウリジンを注射された後に亡くなった癌患者の脳を調べたところ、注射後の脳で生まれたと見られる神経細胞が見つかった、と1998年に発表しました。

2013年にはスウェーデンのカロリンスカ研究所が、**人類の成人の脳の海馬の神経細胞の3分の1が新陳代謝可能で、毎日700の神経細胞が生まれており、海馬の全入れ替わり細胞の1・75%が1年のうちに入れ替わっている計算になる**と発表しています。

人は90歳を超えても新たな脳細胞を作れるということを示唆したのは、マドリード自治大学の神経科学者マリア・ロレンス・マルティン博士です。2019年に発表されたこの研究では、まず脳神経学的には健康ではあるが、その他の理由で亡くなった43歳から87歳の人の脳組織を解剖検査で観察しました。その結果、学習、記憶、気分、感情に大きな役割を果たす海馬の一部で、歯状回と呼ばれる領域に、生まれたばかりの神経細胞が見つかりました。新たに生まれる神経細胞の数と加齢の関係をみてみると、新生神経細胞の数は40歳から70歳に至る間で、脳組織1立方ミリメートルあたり約4万個から3万個に減少していました。この低下は認知力の低下に呼応しているようでした。また中年期に歯状回で生まれる神経細胞の数は1立方ミリメートルあたり年約300個ずつ減少することが示唆されました。

健康な人の場合には、高齢でも脳の海馬の歯状回では新たな神経細胞が生成されることが確認できたので、マルティン博士らは次にアルツハイマー病と診断された後に亡くなった、52歳から97歳までの45人の患者の脳組織を検査しました。その結果、被験者全員の歯状回に新生されたとみられる神経細胞が発見されました。**アルツハイマー病になっても脳は新たな細胞を作り出せることが確認された**わけです。ただし、やはり作り出せる新しい細胞の数は健康な人より少なく、新生されたとみられる神経細胞の数は、アルツハイマー病の初期段階でも、健康な人の半分から4分の3だったと報告されています。

現段階では新たな脳細胞の生成の証拠は、検体の解剖でしか発見できないので、生きている人の脳のどこでどれほど新たな細胞が生成されるのかは確認できていないようですが、高齢になっても脳細胞が増やせることに間違いはないと研究者はみるようになっています。

脳が変わる力には個人差がある

すでに述べたように、脳においては既存の脳組織を再構成し直すことで、自らの機能を維持したり高めるという驚異的な能力があることは、過去30年ほどの間に集積した多くの研究結果により、疑いのない事実とみなされるようになっています。人の脳にはいくつになっても変わる、脳を変えるための可能性があることは生物学の新たな常識となったのです。

そこで脳神経科学や心理学の専門家が近年力を入れているのは、「では人の脳はどういう条件でどう変わるのか、どれだけ変えられるのか？」という質問に答える研究です。これまでのところ明らかになっているのは、脳が変わる、変える条件には年齢、性別、脳疾患、心理的特性、脳の神経回路の抑制機能、自律神経の働き、さらにはその人の体験といった様々な要因があることです。その結果として言えるのは、脳の可塑性には個人差が非常に大きいということです。

そもそも、人の認知能力が最高潮に達する年齢にも個人差が大きいという研究結果を、2015年にハーバード大学心理学部が発表しています。この研究では約5万人を対象としてオンラインによる自己申告のアンケート調査と標準的なＩＱテストや記憶テストを行い、その結果などのデータを総合的に分析し、被験者個人個人の認知能力がピークに達した時期を調べました。その結果、高校卒業前後がピークでその後には認知力が低下し始めた人、成人期の初期に認知力がピークを迎え30歳代から低下し始めた人、40代を過ぎても低下しなかった人もいたなど、認知力の発達と維持には、個人差が大きいことが分かりました。

ちなみに脳の変わる力に影響する要素のひとつと考えられている心理的特性とは、その人の性格や感情、精神状態を示します。

たとえば、人がある活動において、強烈で非日常的な感覚の刺激を感じているときには、脳内神経伝達物質のドーパミンが作用していることが分かっています。2015年にロンドン大学とオックスフォード大学が発表した共同研究報告によれば、頻繁にそういった感覚刺激（感覚の受容器の反応を引き起こす環境要素）を求めたがる人には、「報酬」と感じる快感の信号を出すためのドーパミンの作動性反応が亢進し、刺激への耐性が強まる、という脳神経上の変化が起きています。そのために、**快感を感じるにはより強い刺激が必要になり、それを求めるようになるので依存症に至る危険がある**ということです。

後の章で詳しく紹介しますが、一方では、**長年祈りと瞑想に1日のうちの多くの時間を費やしてきたチベット僧などの脳をMRIで調べた結果、瞑想をしない人の脳と比べて、冷静な判断に必要な前頭葉が発達している一方、感覚刺激によるストレス反応は起こしにくくなっている**ことも確認されています。

つまり気分や心理状態、性格は脳が作り出す一方的なものではなく、その逆もまた真なりで、脳の変わる力を利用して変えていくことも可能だということになります。心理状態や性格を、工夫次第でコントロールすることができるというわけです。性格も変えることができるのです。たとえばストレス解消や不安の解消、さらには感情をコントロールしやすい性格形成に役立つとして近年人気のマインドフルネスや瞑想もその例です。そうした個人の意識の変化が実際に脳を変えるのかについては後章で詳しくみていきましょう。

環境や文化も脳を変える力になる

人の脳は暮らす環境や文化に適するように構成されています。日常生活を営む環境や文化背景が変われば、脳は自主的に、新たに必要となった機能を発揮できるように、構造自体や役割分担、言い換えれば脳の領域の使い方を変えていることも認識されています。

その顕著な例はスウェーデンのルンド大学の研究者、アンナ・ジスレン博士が２００３年に報告したシージプシーの子どもたちの視覚の研究結果です。

動物学者のジスレン博士は、主にミャンマー、タイの西海岸沖の諸島を移動しながら暮らし、人生の大半を船上で暮らしている先住民のモーケン族のある能力に注目しました。普通の人類は、大気中での視覚に適しており、水中ではうまく働かない眼球構造を持っています。ところが、モーケン族は、子どもでも１００メートルの深さまで素潜りできます。そこで、モーケン族の子どもたちと欧州の子どもたちを被験者として、水中でカードを読み取らせる実験を行い、視力の違いを調べました。その結果、**モーケン族の子どもたちの水中での視力は欧州の子どもたちの２倍以上でした。**

また、一般に人の瞳孔は水中では自然に広がるようにできているので、ぼんやりとしか物が見えなくなりますが、**モーケン族の子どもたちの目を検査した結果、水中でもはっきり物が見えるよう瞳孔の開閉を調節する視神経が発達している**ことが分かりました。つまり、眼球の構造に違いがあるのではなく、視力を司る脳の機能が海中探索に向くように変化していたのです。

ジスレン博士はこの結果を踏まえ、後続研究として、欧州の子どもたちにも同様の水中視力を発達させることができるのかを調べることにしました。この研究では欧州の子どもたちに1ヶ月間、11回、水中で物を見るトレーニングを実施しました。その後訓練は受けさせずに4ヶ月経過してから、水中視力を調べたところ、訓練前より海中視力は向上し、また瞳孔の拡大縮小を調節できるようになっていました。さらに最後の訓練から8ヶ月後に、モーケン族が潜る海と同様に陽光が差す屋外プールで水中視力を検査したところ、モーケン族の子どもたち同様の視力が確認されました。この研究により、水中視力は遺伝子の違いによるものではなく、脳の可塑性の結果であることが証明できたとジスレン博士は報告しています。

この例ほど違いは明らかではないとしても、自分の生まれ育った文化とは異なる国に移民した人がその社会に同化していく過程では、意図するか否かに関わらず、好むか好まざるかにはよらず、脳自体が変わっている、と脳神経科学の専門家は考えています。

最も分かりやすいのは新たな言語の習得ですが、他にも気候や温度といった自然環境の違い、視覚、聴覚から得る刺激の違い、社会の慣習に対応した新しい体験、新しい学習によって神経細胞には新たなシナプスが生まれ、増えて、神経伝達の新たな回路が形成され強化されていきます。

その一方では、母国の生活習慣や風習の実践のために発達させた神経回路は、実践されなくなれば退化します。**木が役に立たない枝や葉を自ら枯らして落とすように、脳は全体としての効率**

を保つために、要らなくなった神経回路を退化させるようにできているからです。移民が学び直さなければならないのは言語だけではないので、大人になってからの移民は脳神経学的にみれば過酷な試練になるようです。ただ、脳の研究の視点からみれば、歳を取ってから環境に順応することも不可能ではないので、絶望することはないと言えるのです。

第1章　あなたの脳は毎日、変わり続けている　ポイント

- 脳は、病気などによって失われた能力を自律的に回復する驚異的なパワー＝可塑性（Brain Plasticity）を持っている。
- 脳が私たちの意識を変えると同時に、私たちの意識も脳を変えている。
- 脳は、生まれつきではなく、学習によって、体積も大きくなれば、どんどん変わる。
- 傷ついた脳は、自律的に治すことが可能である。
- 神経細胞には「使えば増強され、使わなければ失う」という法則がある。
- アルツハイマー病にかかってからも、脳は新たな細胞を作りだせる。

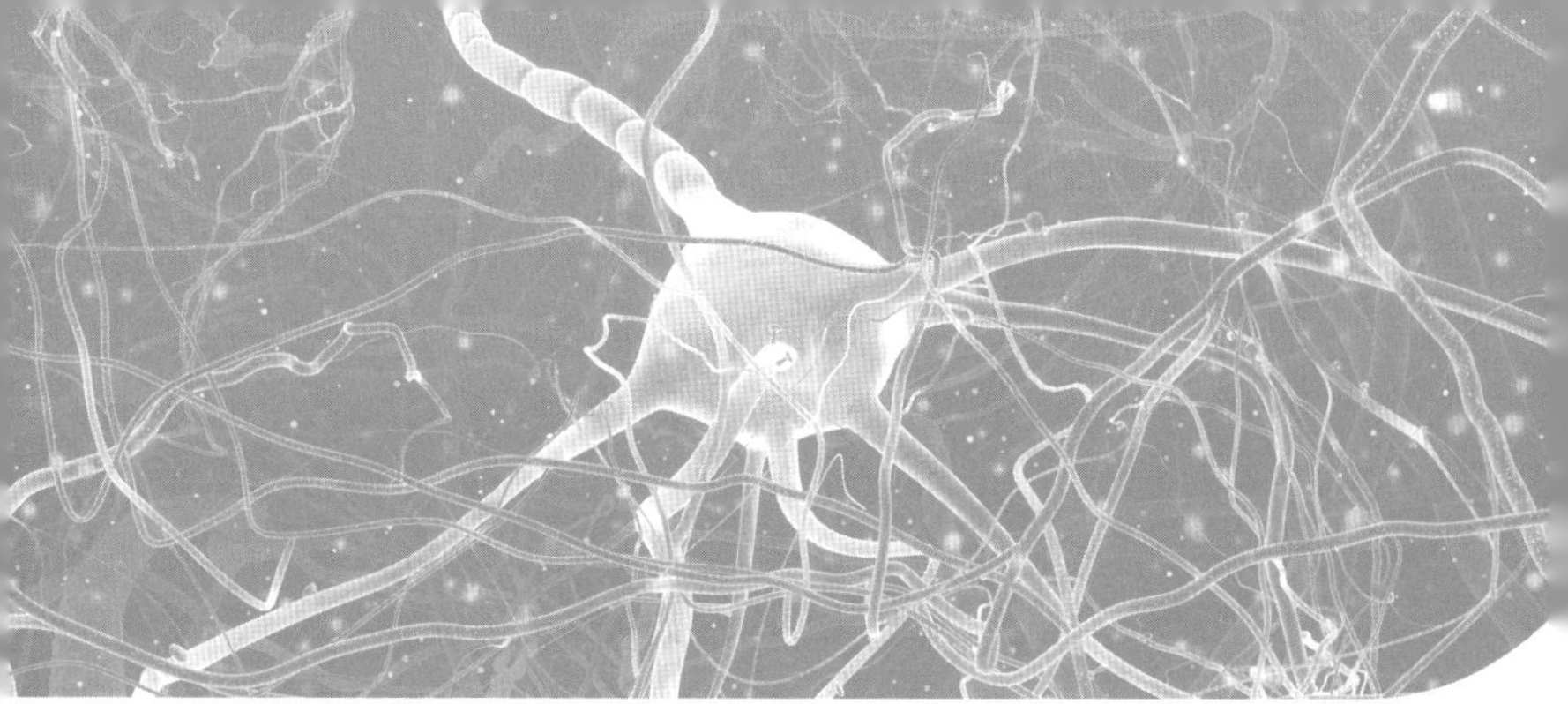

第2章

脳には自分で治す力がある

「奇跡的な脳の回復」の逸話は医学誌に掲載される特例だけではなく、身近でも見聞きできます。たとえば長年一緒に仕事をしてきたアメリカ人の友人からは、次のような話を聞きました。彼の妻は日本人で、彼女の久しぶりの里帰りに同行した時のことです。妻の父は元高校の英語教師でしたが、脳溢血で倒れて寝たきりになっていました。喋ることはまったくできず、動くこともあまりできず、回復の望みはないと医師には言われ、家族もそのつもりでいたそうです。

ところが、日本語が喋れない義理の息子が枕元で「How are you?」と声をかけると、即座に「Fine, thank you.」という返事が返ってきたのだそうです。周りはびっくり仰天したそうですが、真に驚異的だったのはその後でした。**英語で話しかけられた一言により友人の義父の脳は再起動したようで、日本語を喋る能力も、身体を動かす能力も回復し始め、友人は家族親戚一同から奇跡をもたらした救世主のように感謝された、**ということでした。

かつての私の隣人も、脳の自己治癒力の生き証人と言えそうです。隣人はふたりの子どもを持つ主婦でしたが、若い頃から緊張したり感情的な揺れがあるとてんかんの発作を起こすようになっていました。ある日、家族が不在の間に自宅でてんかんの発作を起こし、階段から転げ落ち頭を強打して意識不明になり、数時間そのままの状態になっていました。家族に発見され救急車で病院に運ばれましたが、「こんな大量の脳内出血は見たことがない」と医師が驚く状態で、助かる見込みはあまりなく、「助かってもおそらく極度の機能障害は残るだろう」と家族は言われたそうです。ところが、現実には彼女は1週間ほどで退院し、ほとんど後遺症を残さず回復したばかりか、数十年悩まされていたてんかんからも解放され、以前より健康になったのです。

こうした例も、実は**特異な脳の「奇跡」ではなく、私たちが生まれつき持っている脳の自己治癒力の驚異的なパワーのなせる技**であることは、専門医も認めるところとなっています。

いったい、脳はどのようなメカニズムによって、このような驚異的なパワーを発揮するのでしょうか。本章では、それをみていきます。

脳出血で脳細胞が損傷しても、機能回復は可能

脳はいったん損傷したら治癒は難しく、脳の障害の克服は極めて困難という見方は、一般市民の間ではもちろん、臨床医や理学療法士などの専門家の間にも根強く残っているようです。それはすでに述べたように、脳はその領域ごとに役割が完全に分化されており、その機能分類は人類すべてに普遍で生まれつきで、一生変わらないと考えられてきたからです。医師や科学者の世界では、一旦常識とされた考え方からの逸脱は容易ではないのです。学界の権威に反することになり、研究者としてのキャリアにも悪影響しかねないからです。

そんななか、当時は専門医の間でも不可能とされていた脳の機能回復が可能であることを実証した脳神経科学のパイオニアたちがいます。彼らの多くは、自らが、または近親者が深刻な脳障害を患い重要な機能を失って日常生活も営めないようになったという経験を持つ人々でした。つ

まり、直接の当事者です。彼らが諦めず、**一般には普及していない新規の方法で自己訓練を続けた末に、ほぼ元通りの機能回復を果たしたことで、脳の驚異的な可塑性が明らかになっていったのです。**そんな当事者としての体験をもってしても、まず周囲の研究者仲間たちに研究の成果を認めてもらえるようになるまでに、ずいぶん苦労した例が多いようです。そうした研究者たちの例はノーマン・ドイジ医博が著書『The Brain That Change Itself』(邦訳『脳は奇跡を起こす』)で詳述しています。ここではその経緯に解説を加えながらかいつまんでご紹介しておきます。

脳の領域の役割分担は生涯固定されたものだという、文字どおりの固定観念を過去のものにするのに大きく貢献した研究者とされているのは、アメリカの脳神経科学者のポール・バック・イ・リタ医博です。バック・イ・リタ医博の父親、ペドロ・バック・イ・リタは大学教授で著名な詩人でしたが1959年、65歳のときに脳卒中で倒れ、半身麻痺となり喋ることもできなくなりました。当時の脳卒中患者の治療の通例として4週間のリハビリを受けましたが、効果がなかったため、「改善の見込みなし」と医師からは見放されました。その後、バック・イ・リタ博士の弟のジョージが介護役を申し出て、自宅療養することになりました。

医大生だったものの、当時リハビリ医学の知識は皆無だったジョージは、赤ちゃんのようにうまく動けない、喋れない父を見て、従来の身体療法のように無理やり立たせて歩行訓練させるのではなく、赤ちゃんの発育過程を再体験させようと思いつきました。そして父親に庭を這い這いさせるといった訓練から始めたところ、毎日数時間に及ぶ努力の末に、這い這いの次に上体を起こすことができるようになり、やがて立って歩けるようになりました。喋る能力も少しずつ回復し始め、タイプライターのキーを打つ能力も訓練で向上し、3年後には常勤の大学の教授職に復帰できるまで回復したのです。その後、**ペドロはハイキングや登山も楽しめるようになり、再婚もし、1965年に標高約3000メートルの山に登っている際、心臓発作を起こして亡くなるまで第二の人生をフルに謳歌できた**ということでした。

バック・イ・リタ医博はもともとは視覚の研究者だったそうですが、父親の訃報を聞き、父親の脳が脳卒中で受けた損傷からどの程度回復していたのかに興味を持ちました。そこで同僚の解剖学者に父親の脳の解剖を依頼しました。その結果、脊髄に最も近い脳幹から動きを司る皮質までの広域な脳の領域、さらには大脳皮質から脊椎に向けて走る神経の97％が、脳卒中で破壊されたまま治っていなかったことを発見しました。結局のところ、治る見込みはない、というペドロの担当医の所見は、脳の構造の治癒に関する限りはあたっていたわけです。しかし、だからといって機能回復の見込みはないというわけではないこと、脳が損傷した直後でなく、しばらくたってからでもリハビリで脳の機能を回復させることが可能であることは、疑いようのない事実となったのです。

当時は脳をスキャンできるＭＲＩは開発されていなかったので医師も本人も知らずにいたのですが、この解剖結果を知らされたバック・イ・リタ医博は、父親がいったん失った脳の機能を回復できたのは、損傷した脳の領域が機能を回復したからではなく、他の健康な脳の領域が、失われた機能の遂行を引き継いだことによるのだと即座に理解しました。

というのも、1960年代初期に参加した「視覚の仕組みを調べるためにネコを使って行われたドイツの実験」で、イメージを見せられた時に活性化することから視覚処理を司ると考えられてきた脳の領域が、たまたま猫が足を撫でられたり、音を聞いたときにも活性化する様子を自分の目で見た経験があったからです。見るためには目、聞くためには耳が、味わうには舌が、触感には肌が必要という医学の常識に疑問を感じ始めていたのです。

脳は目の代わりに肌で物を見ることもできる

バック・イ・リタ医博は、父親がくれた知見を自分の専門分野に活かして、脳の働き方を変えることによる視力障害の治癒の可能性の研究に乗り出しました。五感の感知には耳、目、鼻、口、皮膚という専用の感覚器が必須なわけではなく、五感を処理する脳の領域には実は他の感覚の処理も可能だと考えたのです。視覚における目の役目は、光のエネルギーの変化を感知して脳に伝えるだけで、それを認知し「見る」のは脳で行われているのだろう、と博士は推測しました。そうであるならばその感覚刺激がどこから入ってくるかは問題ではないはずだ、という論理です。

そのために感覚を処理する脳の神経回路の接続設定を再編成させるべく、**生まれつき盲目だった人の皮膚に波動の刺激を与えることで、感覚器の眼球に頼らずに視力を回復させることに成功**

しました。装置で皮膚を刺激すると、網膜が機能していない人でも、視覚情報を肌から受信して、それを脳でビジュアル化し、外界の様子をいわばマインズ・アイ（心眼）で見ることができることを証明したのです。

「生まれつき目が見えない人に、皮膚で物を見させることに成功した」として1969年に科学雑誌『ネイチャー』に掲載されたこの実験では、盲目の被験者を金属の振動板が背に触れるようにした椅子に座らせました。その目前には大型カメラが置かれ、被験者がハンドルを左右に動かすことで映される映像はコンピュータで電気信号に変換され、被験者の背中に振動として伝わる仕組みでした。その信号を皮膚からの触感で受け取った被験者の脳は、その電気信号を映像に変換し直し、目前の風景を「見る」ことができたのです。

権威ある『ネイチャー』誌のお墨付きということで、この実験結果はニューヨーク・タイムズ紙や『ニューズ・ウィーク』誌などで報じられ、一般社会でも一時話題になりました。これは人の脳には必要に応じて役割代行する潜在能力があることを示唆した画期的な脳神経科学の実験でした。ただ、脳の可塑性という発想すらなかった当時の脳の専門家の間ではオカルト扱いされ、もっぱら無視されたのです。

それでもバック・イ・リタ医博はその後も、感覚代行マシンの研究を続け、盲目の人が手にはめるとコンピュータのスクリーン上で新聞を読むことができるグローブなどの開発に着手しました。また**身体の感覚器に代わってマシンが感知した触覚の情報を脳に伝えるのに最適なのは皮膚**

よりも舌であることを発見しました。皮膚の表層には、新陳代謝で死んで無感覚の細胞が残っていますが舌にはそれが少なく、また導電性のある唾液で覆われているので、皮膚よりもずっと低い電圧ですむからです。そして、肉眼では見えない手術中の患者の体内の様子を執刀医が自分の舌を通して可視化できるように、舌に取り付けられる小さな装置に視覚情報を送れる電子センサー搭載のメスも開発した、ということです。

今では脳の領域の役割分担は、磁石で脳の一部を刺激して神経細胞を興奮させ脳活動を起こさせるTMS（経頭蓋磁気刺激法）の開発で詳細に解明できるようになっています。このTMSを使った脳の領域の役割分担の変化について、研究の第一人者とされている現ハーバード大学神経学の教授、アルバロ・パスキュアル・レオン医博は、目が正常な人でも物を見る行為をやめると脳に変化が起こることも発見しています。

レオン医博が行った実験は**目の働き、視覚が正常な被験者に5日間目隠しをしたままにさせ、その後にTMSで通常、視覚を司る視覚皮質を刺激したところ、盲目の人が点字を学んでいるように、手から受ける刺激を情報処理していたというものです。**脳のMRIで観察すると、目隠しされてから2、3日めには、目を使わないだけで、視覚皮質は触覚だけでなく聴覚も処理し始めていました。そして被験者は、動いたり、触られたり、音がしたりすると、都市や空、日没、漫画のキャラクターといった視覚的な幻覚が見えたと報告しました。

レオン医博は被験者の視覚に変化が起きたスピードに驚きました。そして、たった2日間で新たな神経回路を一から構築して実用化するのは不可能なので、すでに存在して他の機能を担っていた神経回路が利用されたに違いない、と考えました。ということは、脳の各領域には固定不変の役割分担があるという既成の医学の常識が間違いで、人の脳には必要に応じて既存の組織の役割も変えられる驚異的な柔軟性があるに違いない、という結論に至ったのです。

動かせなくなった腕も、生存に必須なら、脳は動かす

20世紀後期までの脳科学の知見では、脳の各領域は非常に細かく役割分担が決まっていて、たとえば親指の動きを司る部位と小指を司る部位は異なるとされていました。脳の領域の役割分担は固定不変のものではなく、状況に対応して変化し続けられる可能性に注目した研究が始まったのは、米国では1970年代末になってからでした。脳の驚異的な可塑性を明らかにした先駆者のひとりがエドワード・トーブ博士です。

当時コロンビア大学の大学院生だったトーブ博士は、**脳は特定の役割だけをこなす部品から構成されたマシンのようなものである、という当時の脳神経科学の常識に疑問を抱き始めました。**しかし、その考えは当時の脳神経科学の権威だった教授陣の理解を得られず、ニューヨーク大学に移り、さらに1981年にはメリーランド州のシルバー・スプリング行動生物学センターという独立研究所を設立して、自身の推論を実証するための動物実験を続けました。

たとえば、サルの片腕の神経伝達を遮断して自分では動かせないようにした後に、残された健康な片腕にギプスをはめ、使えないようにするとどうなるか、を観察した実験があります。エサを食べるため、といった生存に関わる動機づけがある場合には、健康な腕をギプスで使えなくされてからたった数時間でも、サルに何としてもエサを食べたいという意志があれば、神経が遮断されて感覚がないはずの腕を使えるようになることを発見しました。この実験では、ギプスを1週間はめたままにしたところ、ギプスをはずした後も、サルは神経が遮断されたほうの腕でエサを食べるようになりました。また、サルの両腕の神経を遮断した実験では、サルは感覚がなく動かせないはずの両腕とも使えるようになりました。

こうした実験から、博士は人類の脳も、生き残るための必要に応じて脳内組織の役割分担を変えられるはずだと確信しました。だとすれば、脳の損傷でいったんは使えなくなった機能や麻痺した手足も、脳の役割分担を奨励し、促進させることで、機能の回復はできるはずであると。すなわち、脳卒中などにより人が運動機能や言語能力を失うのは、それらの能力を司る脳の領域が損傷したら機能は回復できない、という思い込みの影響が大きいのではないかと博士は考えました。

たとえば右手が麻痺したら、通常は、正常な左手でできることを増やすように努力し、右手は刺激されないままになるので、「使うか、失うか」の脳の神経細胞の法則にしたがい、使われない機能を司る脳神経回路がさらに退化するはずです。しかし、諦めずに麻痺した右手に刺激を与え、使う訓練を続ければ、脳が機能回復のデマンドに対応して、右手の動きを司る役割を健康な脳の領域に肩代わりさせることができるはずだ、というのがトーブ博士の推論でした。

実際、サルを使った実験では片腕の神経を遮断されてから数年たった後でも、神経を遮断された腕を使うようサルに強制すれば、サルは麻痺した腕を動かせるようになりました。ということは、脳卒中後、「数ヶ月以内に改善しない麻痺は一生治らない」、とされてきたリハビリの常識は間違いで、**脳損傷から数年たってからでも機能回復は可能**だということなのです。

こうしたサルを使った実験の多くは、米国立衛生研究所の助成プロジェクトでしたが、当時盛んになっていた動物の権利擁護運動の活動家から目の敵にされました。トーブ博士は1981年に動物虐待行為の疑いで検挙され、その後数年間、裁判に追われました。結局、動物虐待の証拠とされた写真が動物愛護団体による偽造写真だったことが分かり、1986年にトーブ博士の研究所は研究対象としたサルの飼育環境や実験方法において国の研究機関が助成金などで関わる動物実験の遂行に義務づけられる倫理基準を遵守しており、原告が糾弾したような動物虐待の事実はなかったとして、無罪放免となりました。

その後トーブ博士は、アラバマ大学の教授として研究に復帰、脳卒中後のリハビリに関する研究の助成を得て、トーブ・クリニックを開設し、研究を兼ねた治療を提供し始めました。

トーブ・クリニックが開発してCＩ療法（Constraint-induced Movement Therapy）と名づけた独自の訓練法を使ったリハビリの臨床試験では、脳卒中後に腕の運動機能を失った人の8割に、機能回復の高い効果が認められました。なかには**7歳の時に脳卒中で右腕と右脚が麻痺し、当時では一般的だったリハビリにより、杖を使って歩けるようになったものの1年間に150回くらいは転んで手や足や腰を骨折していたという53歳の男性が劇的に改善した例もあります。**その男性は、2週間の腕の訓練、3週間の脚の訓練で身体のバランスをとる能力が確実に改善し、その後3年間で3回しか転ばなかったということです。脳卒中により半減した脳の領域が、CI療法後には倍増したことも脳のMRIで確認されています。

CI療法は、使えなくなった身体の部分の機能を他の身体の部分で補おうとする代わりに、使えなくなったほうの身体の部分を使うよう努力する意志、意識の力で脳を変えることができることを示しています。

たとえば、33歳のときに手術できない脳腫瘍が発見され、余命3〜9ヶ月と宣告された女性テレビ・プロデューサーの例があります。この女性は強力な放射線治療で腫瘍を消滅させることができたものの、放射線の副作用で3年間右半身が麻痺したままになっていました。ところが、麻痺した手足を使うように仕向ける2週間のCIで訓練した結果、手足の機能を回復でき、フルタイムでテレビ報道の仕事にも復帰、ポールなしでパラレルスキーもできるようになったということです。

このことは、脳の領域が新たな役割を与えられ、その機能の実行に必要な神経回路がしっかり構築できれば、訓練をやめた後にもその機能は持続できることを示しています。

使えなくなった機能を強制的に使わせるというこの療法は、脳卒中の後遺症で言語障害が残る患者にも応用されています。脳の損傷によりうまく喋れなくなった人は、ついつい、なんとか発音できる言葉や身振り手振りでコミュニケーションすることに意識を集中させがちですが、そうすることで失われた機能の回復を妨げてしまう、ということなのです。

生まれつきの脳性麻痺と診断されていた男児の回復例はさらに劇的です。胎内で深刻な脳卒中を起こし、脳の一部の損傷が原因とみられる脳性麻痺で左半身が麻痺して生まれました。その男児は、4歳でトーブ・クリニックに来院した時、それまでの訓練でリハビリ用装具をつけてなら歩けるようにはなり、左の腕は動かせるものの左手（指）は動かせず、言語能力はなんとか少し喋れるといった状態でした。この男児はクリニックでの集中訓練を嫌がったために、CI療法の専門の療法士が男児の家に通い、日常生活のなかで使えない機能を使わせるようにするための集中訓練を3週間続けました。その結果、19日目に初めて左手で物がつかめるようになり、その後、機能回復は順調に進みました。そして、**8歳になった時には自分は障害児だという自覚がなくなるほど回復し、バスケットボールも野球もできるようになり、さらには障害者野球ではなく健常者の野球で選抜チームのスター選手になった**ということです。

CI療法の効果をみるためにドイツで行われた臨床試験では、CI療法が脳卒中後の言語能力の回復にも役立つという結果が出ています。平均8年3ヶ月前に脳卒中を患った17人の患者のうち7人には従来型のスピーチ・セラピーを受けさせ、10人にはCI療法の方法で訓練をしたところ、前者のコミュニケーション能力は全く改善されなかった一方、後者ではコミュニケーション能力は30%改善されていました。言語能力に対するCI療法とは、最初の段階では絵のカードを見せてそれが何かを単語で答えさせる、次の段階では単語だけではなくセンテンスを言うようにするといった訓練でした。ちなみに、喋る能力とは物や概念を言葉と結びつける能力、声を出す能力、言葉を正確に発音する能力などが含まれ、多数の脳神経回路の結びつきが必要な、複雑な能力であることが分かっています。こうした治療例や臨床研究の結果、トーブ博士は、脳卒中の後遺症で失った身体機能の回復に向けて脳を変えるためには、日常生活で必要とされるスキルを訓練対象とすること。そして、少しずつ、しかし短期間に集中して訓練するのが効果的だとしています。外国語の習得には長年のクラスでの学習より、現地で外国語しか使えない環境に短期間いた方が効果的であるのと同様だということです。

脳内の役割交代で学習障害の克服や知能指数の向上も可能

カリフォルニア大学サンフランシスコ校の名誉教授、マイケル・メルゼニック博士も、人の脳の可塑性の研究のパイオニアとされ、今も活躍しています。この脳神経科学の権威によれば、**脳の各領域の役割は固定された絶対不変のものではなく、脳の立体地図の構成は身体の体験に応じて変化している**と論じています。

メルゼニック博士が１９８３年にヴァンダービルド大学の心理学者、ジョン・カース博士と行った共同研究はサルを使った動物実験です。サルの脳から腕を通って手のひらに達する正中神経を切断すると、その直後にサルの手のひらを叩いても正中神経を司る脳の領域は全く反応しませんでした。ところが、橈骨《とうこつ》神経と尺骨《しゃっこつ》神経という異なる神経が走る手の甲を叩くと、正中神経を司る脳の領域が反応しました。21日後にこのサルの脳を再度観察したところ、橈骨神経と尺骨神経を司る脳の神経回路が以前より精密化し、切断される以前には正中神経を司っていた脳の領域も占領していました。サルの脳はその後も変化を続け、サルは正中神経を切断する以前と同じ動きができるようになっていました。

また、サルの手の５本指を１ヶ月にわたり１日５００回、同時に刺激したところ、それまで１本ずつの指を司っていた脳の領域の境は消え、全指を司るひとつの大きな領域に変化していました。回転する円盤を特定の圧力で10秒間だけ指先で押さえると、バナナが食べられるようにした装置を使って、サルにバナナを食べさせることを繰り返した実験では、サルが指先で押さえる加減に慣れると、その指先を司る脳の領域が大きくなっていました。この実験からは、デリケートな作業を指先で行うためにはより多くの脳細胞が必要であるものの、しばらくその活動を続けさせるとその作業を処理する脳の領域の神経細胞の作業効率が増すようで、最終的にはより少ない神経細胞でよりスピーディーに必要な作業が実行できるようになることが分かりました。

つまり、**学習、訓練により脳の構造自体が変化する**ことが証明されたわけです。そして、さらに数多くの実験の末、こうした変化を恒久化させるには、意識を集中させて学習、訓練する必要があることも分かりました。習慣化してほぼ無意識に、または自動的にとった行動では、脳の成長は一時的なものに終わってしまうということなのです。

メルゼニック博士は、研究を進めながらその成果を実社会で活用させようと考えました。人の脳神経回路を再構築するための脳のトレーニング法を研究開発する会社を、1996年に仲間の研究者と創設し、同年に脳トレ効果の研究発表を『サイエンス』誌に発表しています。

この研究はメルゼニック博士らが開発した「ファースト・フォー・ワード（言語能力促進）プログラム」という脳トレ法の効果を検証したものです。年齢や知能指数や言語処理能力は同程度ながら、異なる読解障害を持つ子どもを2グループに分け、1グループにのみファースト・フォー・ワードの脳トレを実施したところ、脳トレを受けた子どもたちは読解力を平常時以上に発達させることができました。

この結果に関心をもったスタンフォード大学の研究チームがファースト・フォー・ワードの効果を独自に調べるために行った研究の結果も発表されています。ディスレクシア（難読症）を持つ20人の子どもを対象にしたこの研究では、まず予備検査でディスレクシアを持つ子どもが読解に使う脳の領域は、健常児とは異なることが確認されました。その後でディスレクシアの子どもたちにファースト・フォー・ワードのトレーニングを実施すると、6週間の訓練で成長していました。そこで、**彼らの脳をＭＲＩで観察すると、左側頭頂、頭頂葉が発達しており、読解に使う**

脳の領域は健常児と同じになっていました。

ファースト・フォー・ワードは音声の解析から読解まで言語能力のあらゆる側面に関わる脳の領域の訓練を目的としたもので、長音と単音を聞き分けるゲーム、聞き違えやすい子音を聞き分けるゲーム、なるべく速く聞き取るゲームなど、子どもが積極的にやりたくなるようなゲーム形式になっています。人がうれしい気分になるとドーパミン、アセチルコリンといった脳神経伝達物質が分泌され、それが脳の領域のマップの変化を促進し、固定させるという、人類の脳がもつ自然な仕組みを利用した脳トレ法ということです。

ファースト・フォー・ワードの脳トレが普及するにしたがい、当初の目的以外の効果があることも分かってきました。この脳トレを導入した療法士たちから、子どもの手書き能力が向上した、集中力が増した、算数、理科、社会といった勉強の成績、またはＩＱが向上した、といった報告が寄せられるようになったのです。また言語能力にも障害がある自閉症スペクトラムの子ども１００人にファースト・フォー・ワードの脳トレを実践させたところ、言語能力が健常児並みになっただけでなく、集中力も向上し、さらには他人と目を合わせたり、話したり、人と交流することもできるようになったという報告もあります。

脳のある領域が変化すると、それに伴って周辺の領域も変化を始めることも、これまでのメルゼニック博士らの研究で明らかになっています。たとえば聴覚皮質の神経伝達率が増大すると、それにつながる前頭葉も変化せざるを得ないということです。逆に**脳のある感覚領域に障害が起**

こると、その領域とつながっているその他の感覚領域も、失われた機能を補うべく変化します。たとえば、聴覚障害者の脳では周辺視野を司る脳の領域の活動が活発になることが、ヘレン・ネヴィル博士とドナルド・ローソン博士の研究で証明されています。

メルゼニック博士は、可塑性という側面から脳を見たときには、重要期と成人可塑期というふたつの時期があることを明らかにした功績でも知られています。重要期は刺激に反応する神経回路による情報処理プロセスを確立する新生児期です。一方、成人可塑期には様々な作業をマスターすることにより神経回路による情報処理プロセスを洗練させることができるということです。メルゼニック博士は２００４年に「ポジット・サイエンス」という会社を新たに設立しました。この会社が開発した、成人が脳の可塑性を活かして脳の機能を生涯維持できるようにするための脳トレは、ブレインＨＱというアプリとして市販されています。

左脳なしで生まれた女性のみごとな成長

脳の自己治癒力の臨床例を集めて比較検討してきた脳神経学者のノーマン・ドイジ博士は、自著『脳は奇跡を起こす』のなかで、自分が実際に出会った患者の例として、左脳なしで生まれてきた女性の例も紹介しています。１９７３年に生まれたこの女性は、誕生時の健康診断では健康とされたものの、その後、右手を開けない、目がよく見えないといった異常が目立つようになって精密検査を受けました。しかし、当時利用され始めたばかりのCTスキャンを使った脳の観察では異常は見つかりませんでした。原因不明の発達障害があるとみなされながら育ち、4年後に再検査を受けたところ、それまでの数年間で高性能化したCTスキャンは、本来なら左脳があるはずの部分がほぼ空白になっていることを示しており、何らかの理由で左脳が未発達の状態で生まれてきたと新たに診断されました。

脳が半分欠損して生まれた赤ちゃんが4歳まで生き続けられたという事実は、従来の医学の常識では考えられないことでした。しかし、**現実には、生後4年ほどの間に、この子の脳では、通常は左脳が司るはずの、言語を喋ったり物事を理解する機能を健康な右脳が代行することにより、ある程度はできるようになっていた**のです。

しかもこの女性は、サヴァン症候群の人のように、超人的な計算能力や記憶力を発揮しだしたそうです。この例は、特別な訓練を受けなくても、脳はある程度は自力で不足の機能を補えるようにできていることを示す好例だと考えられています。

ハーバードの研究医が自ら体験した脳の驚異的な治癒力

アメリカでは、深刻な脳障害で脳の多くの機能を失っても回復は可能であることを、自らの闘病体験で証明した脳神経科学者たちもいます。いずれも、うまく動けず喋れず考えられずで、研究継続はおろか日常生活も営めなくなった状態になり、臨床的には担当の医師たちに見放されたケースです。それでも諦めずに、自分のそれまでの知見やリサーチ能力を活かして、一般には普及していない実験的なリハビリ法をあれこれ試したり、自分で考えついた方法で数年リハビリを続けた結果の回復でした。奇跡の癒しではなく努力の結果ですが、脳の驚異的な治癒力を示すものであることには疑いはありません。

　自分が失った機能を熟知していた脳の専門家である彼らは、療養中も研究者としての視点を失いませんでした。試行錯誤の末に効果のある方法に出合い、様々な機能が少しずつ回復していく過程を克明に記憶し、記録し、講演や書籍でシェアしてくれたおかげで、脳の変わる力、可塑性の詳細が一般の人々にも理解されるようになったのです。

　なかでも、オンライン講演会として世界中で人気の「ＴＥＤトーク」での講演が大反響を呼び２８００万のアクセスを記録したのは、ハーバード大学卒の脳解剖学者、ジル・ボルト・テイラー博士です。彼女は研究所で働いていた１９９６年、**36歳の時に突然、脳内出血で倒れ、左脳の大部分を損傷し、歩くことも喋ることも読むことも書くことも、それまでの人生の記憶も失いました。**

　それだけではなく、自己を他者や外の世界とは別の存在として認識する自意識を司る脳の領域も機能しなくなったので、**しばらくは自分が誰かという問い自体を持つことがなく、疑いも起きず、宇宙と一体の存在のように感じていた**ということです。

彼女が完璧と思えるほどに運動機能も思考力も感情も記憶も回復するまでには8年かかったそうです。**その体験を克明に記録した「MY STROKE OF INSIGHT」はベストセラーになり、テイラー博士は『タイム』誌の「世界に最も大きな影響を与えた100人」(2008年)にも選ばれました。**

STROKEはSTRIKE(打つ)という動詞の過去形であり、また脳卒中という意味の名詞でもあるので、彼女の本の題名は「一打の洞察」、「洞察としての脳卒中」という二重の意味があります。日本でも『奇跡の脳』として出版されているので彼女の体験の詳細は省きますが、リハビリには当時の定番の療法だけではなく、体内の微細エネルギー(気)の流れを調整するというホリスティックなエネルギー医学の施術なども役に立ったとしています。雑誌のインタビューで「脳卒中からのリハビリで最も大切なのは何ですか」と聞かれ、「最も大切なのは充分に睡眠をとることです。そして、既存の医学の常識にとらわれず、あせらず『治る』ことを自分でも信じて、周囲にも我慢強く見守ってくれる人たちを集めることです」と答えています。自分を認識することすらできなくなった脳でも、適切な刺激を受ければ、残された脳組織を駆使して、神経細胞の接続を再生し、神経回路を再開し、発達させ、完治できる、というテイラー博士が自ら実証した脳の底力は専門家の間でも大きな反響を呼びました。

パズルとメガネで深刻な脳障害から回復したAI研究者

ＡＩ（人工知能）の研究で脚光を浴びていたデポール大学の脳神経科学者、クラーク・エリオット博士も、極めて特異で驚異的な脳障害からの回復体験を公表しています。その著書、邦題『脳はすごい』によれば、博士は１９９９年、43歳の時に、車で通勤中、交差点で止まっていたところを追突されました。頭が前後に揺さぶられ、目の中に星が見え一瞬気を失いかけましたが、すぐに意識は戻りました。消耗感があっただけでとくに負傷したとは感じませんでした。博士の記憶によれば、博士は追突した車を運転していた女性と運転免許証の情報を交換しました。駆けつけた警察官は、博士の顔を見て救急車を呼ぶと言ったのを不思議に思い、また救急車に乗せられ救急隊に「名前が言えるか」尋ねられ、すぐに自分の名前が思い浮かばなかったのを奇妙に思ったそうです。その後博士は、自分の名前を1分ほどで思い出し、大学の講義に遅れるわけにはいかないからと、病院へ搬送されるのを固辞しました。そして、自分の車に戻り運転して大学に行き、講義もしました。講義の途中で消耗して数分間休んだことは覚えていますが、事故の現場から大学まで混雑した道を8マイルどうやって自分で運転できたのかはまったく記憶にないそうです。本人はまったく自覚していませんでしたが、**エリオット博士は、ムチ打ちで認知を司る前頭葉に打撃を受け、認知力や記憶力の一部を失ったために、異常が起きていてもそれが異常だと認知することもできない、という厄介な状態に陥っていた**のです。

行動上の異常が明らかになりだしたのは講義を終えてからで、まず椅子から立ち上がれず、教室のドアが開けられず、階段を前にして凍てつき、動けなくなりました。目は見えているのに階段が「認知」できず、10分以上立ち尽くし、通りかかった学生に支えられようやく階段を降りると、今度は回転扉の構造が認識できず、外に出ると完全に混乱してしまいました。駐車場に並んでいる物質が車だとも認知できなかったことは覚えているものの、その後どうやって自分の車を見つけ、運転して帰ったのかは記憶にないそうです。

さすがに専門医に診てもらう必要があると感じた博士は病院に行きましたが、当時はまだ脳震《しん》盪《とう》が脳に与える深刻な打撃が認識されていませんでした。博士が異常だと感じたことも外見からは見えないようで、医師の診断は「悪質な脳震盪だから家に帰ってしばらく休むしかない」というものでした。さらに症状が悪化したため、かかりつけの医師に電話すると、救急診療を受けるように言われました。しかし、救急医療科に行っても博士は、どこが悪いのか聞かれて答えられずにぼうっとしていたため、薬物依存症患者とみなされ、鎮痛剤を与えられて追い返されました。その後に同僚から紹介されて行った脳神経科でも、当時のスタンダードだったテストでは異常は発見されず、「数日すれば良くなる」と言われました。

しかし脳震盪の影響は消えないばかりか悪化し、とくに人と会話したり、複雑な動きをしたり、何かしらの認知力を必要とする行動をとると、消耗しきって寝こまなければならないようになりました。

その後数年間、名医とされた脳神経科医を渡り歩いても症状は回復せず、生き地獄のような日々を過ごしました。そんな博士を救ったのは、人がものの見方や考え方を変えられるように脳の認知機能を再構成するための脳トレ法を開発した、ドナリー・マーカス博士との出会いでした。それはムチ打ちで脳に打撃を受けてから9年近く経った2008年のことでした。

マーカス博士は、現在では専門医の間では深刻な脳障害として認識されるようになった、打撃による脳の損傷、TBI（トラウマ性脳傷害）治療の専門家です。特別製の幾何学パズルを解かせるという脳トレで、失われた機能を回復させた臨床例が数百例ある、いわば脳を変えるテクニックのスペシャリストでした。

エリオット博士は、マーカス博士が彼の症状にあわせて処方するパズルによる脳トレを日課にする一方、マーカス博士の勧める眼科医のデボラ・ゼリンスキー医師による治療も受け始めました。ゼリンスキー医師の専門は、目を通じて脳に刺激を与えるためのメガネ、ブレイングラスの処方による脳の可塑性の促進です。その治療法は、脳の障害の症状とその改善に応じてゼリンスキー医師が何回か設計し直すカスタムメードのメガネをかけて日常生活を過ごすというものです。脳が慣れたら処方を変えていく、というように段階的にメガネを変え、その変化を定着させていくというものでした。

エリオット博士はまず処方された第一段階のメガネをかけ、その効果に驚きました。事故に遭ってから8年間で初めて、自分が人間に戻ったように感じたというのです。その後、数週間でエリ

オット博士の抱えていた深刻な健康上の問題の多くは解消したそうです。メガネをはしばらく常用していると、かけなくても症状は戻らなくなりました。つまり、メガネにより矯正された脳の神経回路は、いったん確立されればメガネなしでも維持可能であることが分かったのです。

エリオット博士によれば、メガネの処方が変わるたびに、自分と外界の関係に関する認知が変わりました。また、情緒面にも明らかな変化があったということで、視覚刺激が身体感覚や精神の安定だけでなく、博士にとって職業上重要な想像力、創造力にも影響することを再認識したということです。

ヘッドフォンでサウンドを聴くだけで脳障害が治った

ヘッドフォンで声が混じった音楽を聴いているだけで、医師が見放した発達障害が治る、とする驚異的な脳トレ法もあります。開発者は、著名なオペラ歌手の息子として1920年にフランスで生まれ、様々な音楽や歌声を聴きながら育ったことで研ぎ澄ました聴覚を活かして耳鼻咽喉科の専門医になったアルフレッド・トマティス医博です。

トマティス医博は歌唱力に問題が生じたオペラ歌手の治療法を探るうちに、発声には聴力が大きく関係していることに気づきました。当時は聴覚に関わる脳の機能に関する知見は広まっていませんでしたが、トマティス博士は**聴力は複雑な機能で、健康な人の脳では耳から聴こえてくる**

音声を周波数の違いにより聴き分け、異なる脳の領域が反応し、聴くべき音声とそうでない雑音とに処理していることを発見しました。また、その聴き分けがうまくできないと発声や喋る能力に問題が生じること、多くの人は喋るときには口の右側を使い自分が喋る声は右耳で聴いていること、歌手の右耳に雑音を聴かせると自分の声が聴き取れなくなり歌唱力が劣化すること、さらに耳から入る音声の波動が空間認識を通じて運動機能や情動にも影響していることなど、それまではあまり知られていなかった聴力に関する理解を深めました。

トマティス博士はそうした発見を踏まえ、**発達障害には、聴覚の改善で解消できる症状もあるのではないかと考えました。**それまでは、あまり効果がないスピーチセラピーを施すくらいで、効果的な治療法が確立されておらず、自閉症やコミュニケーション障害と呼ばれてきた発達障害に、聴覚の改善が有効ではないかというのです。そして、異なる周波数や音量の強弱が異なる音楽や人の声を混ぜたサウンドを、ステレオヘッドフォンで聴かせることで、音波の振動で脳を刺激し、神経回路の増強や活動の抑制を促す治療法を開発しました。

トマティス法と呼ばれるようになったこの治療法は、つまりはサウンドを使った脳トレ法です。が、実際に発達障害者を救った多くの臨床例があり、医師に見放された発達障害児を救える世界で唯一の療法という称賛も受けています。

トマティス博士亡き後、トマティス博士の**一番弟子でトマティス法の継承者となったポール・マドールは、自らが生まれつきの発達障害で、18歳まで無能と見られていました。そんな時、偶**

然にトマティス博士に出会い、その指導で障害を克服した経験を持つ人物です。今はカナダのトロントでリンスニング・センターという脳トレのセンターでトマティス法を提供しています。

1949年にフランスで生まれたポールは、小学生になっても口ごもるだけで言葉がうまく喋れず、人が言うことも何回も繰り返してもらえないと聴き取れず、文章を普通に読むこともできませんでした。また、アヒルのようなよちよち歩きで、あちこちにぶつかりながらしか歩けませんでした。当時は子どもの脳神経障害に関してはほとんど理解されていなかったため、小児科医、心理学者、精神科、耳鼻科といった専門医でもその原因は分からず、治療も得られませんでした。学校では生徒からも先生からもバカにされ、虐められ、毎年学年最低の成績で落第を続けたため、自尊心を失うばかりでした。

結局、高校を卒業前に諦めて退学し、かといって職にもつけず時間を持て余していたポールのお気に入りの場所は、優しくしてくれる尼僧もいたベネディクト僧院でした。その僧院でたまたまトマティス博士が発達障害とその治療法についての講演をしました。それを聞いたある尼僧が、ポールの助けになるかもしれないと気づいて、トマティス博士にポールの診断を頼みました。ポールの言動を観察し、診断テストの結果を見たトマティス博士は、ポールの障害の根本の原因は一般の人のような右脳と左脳の使い分けができていないことだと結論づけました。そして、それが人とのコミュニケーションにも言語能力にも、手足の動きや目線の動きにも影響しているが、これらはトマティス法で改善可能と診断しました。

そこでポールはトマティス博士のクリニックに通い、**聴覚で脳を刺激する治療を受け始めました。治療といっても毎日数時間、ヘッドフォンで音楽を聞きながら、好きなことをしていてよいという気楽な脳トレでした。**ポールの耳に聴こえてくるのは、電子的に改変されたモーツァルトの曲に物をひっかくような音が混じったものでした。

傍からみれば極めてシンプルな療法に見えますが、ヘッドフォンを通じて流れてくるのはポールの障害に合わせた特製のサウンドでした。右耳からの音の波動による刺激を強めて、右脳の神経回路の活動を活発化させたり、異なる周波数のサウンドで異なる脳領域を刺激するといった調整により、脳が本来の機能を回復できるようにするために処方された音声の波動の組み合わせでした。

ポールに聴こえたのは、初めのうちは音楽に混じって物をひっかくような雑音だけでしたが、しだいにくぐもったような音が言葉として聴き取れるようになり、やがて、ずっと雑音だと思っていたのが自分の母親の喋る声だと気づきました。そうして、少しずつ様々な音が聴き分けられるようになると、それにしたがって彼がそれまでずっと抱えてきた症状も軽減し始め、4週間後には脳の神経回路はしっかり改変され、ポールは別人に生まれ変わっていました。

18歳になるまで無能な障害者だと見られ、自分でもそう信じて人生に絶望していたポールは、高校卒業資格も取り、心理学専攻でソルボンヌ大学を卒業しました。その後、トマティス博士の助手から右腕となり、トマティス法を世界に広める助けをし、やがてトロントのリスニング・センターを開いたというわけです。

このトマティス法は、長い間、医師の間でも「不可思議ではあるが臨床上の効果は認めざるを得ない療法」とみられていたようですが、聴覚を利用した療法が自閉症の改善に役立つメカニズムは、近年になって少しずつ解明されてきています。

たとえば**動物の脳は、食うか食われるかの世界で生き抜くための生存本能として、天敵の声が聴こえれば恐れや不安を感じ、「戦うか、逃げるか」のストレス反応を引き起こす仕組みを発達させます。**そして、天敵には聴き取れない周波数でコミュニケーションするように進化したとみられています。迷走神経の研究で知られる脳神経科学者のステファン・ポージェス博士によれば、その仕組みは人類にもあります。人は聴こえる音波の特定の周波数域によって、自分が安全か危険かを認知しているそうです。

2010年に発表されたウィスコンシン大学マディソン校の研究報告では、健常な子どもがストレスを感じているときに母親の声が聴こえると、人との絆を深める愛のホルモンとされるオキシトシンが分泌され、子どものストレスは軽減し、母子の絆が深まることが明らかになりました。

一方、自閉症スペクトラムの子どもではあまりオキシトシンが分泌されていないことも分かっています。つまり、自閉症スペクトラムの子どもは、母の声が聴こえてもしっかり聴き取れず認知できないことが原因で、人間関係の構築に必要な脳の神経回路が未発達になりがちだと推測できます。それは、母親の声がしっかり聴き取れるような脳トレで改善可能ということなのです。

サウンドが脳の可塑性に与える効果に関する権威とされるノースウェスタン大学のニーナ・クラウス博士は、**モーツァルトのセレナーデを聴いている最中の被験者の脳波を記録したところ、音楽の波動と脳波の波動はみごとに同調していた**、と発表しています。クラウス博士によれば、メトロノームを数台並べて置くと、そのうちに共振しだして同じリズムを刻むようになるのと同様に、脳には脳波の周波数を聴覚のリズムと自然に同期させる脳エントレインメントと呼ばれる能力があるのです。ちなみに、強い光が点滅するアニメのシーンがてんかんの発作を引き起こすと問題になったことがあるように、人の脳は聴覚だけでなく視覚や触覚のリズムによる刺激にも影響を受けているようです。

毎日僧侶たちが長時間グレゴリオ聖歌を歌い続けることで有名なベネディクト修道院にポールが惹かれたのも、聖歌のリズムが、穏やかな心持ちの人の呼吸のリズムに近いからで、そこにいればエントレインメントの効果で落ち着くことができたからではないかというのです。脳内で様々な神経回路が刻むリズムが不揃いで不調和だと、それは「雑音の多い脳」となり、脳の機能効率は低下し、疲れやすくなります。自閉症や発達障害とみられてきた人のなかにも、脳の雑音が主な原因である場合があり、そうしたケースでは調和のとれた音楽を聴かせれば、調和のとれた音の波動で脳のリズムも変えられるということなのです。

聴覚と認知力の関係に関しては、テキサス大学ダラス校の行動脳科学部のユーン・リー博士が、発達障害児や脳卒中の後遺症による言語障害者に向けた脳トレとして、従来型のスピーチセラピーにリズムを加える、つまり歌にしたり、リズムをつけて言葉を発声させる訓練をすると効果が数倍になると発表しています。また、リズム感が良い子どもは、言語の文法の理解力も高く、音楽のリズムは言語能力の発達も助けるということです。

第2章　脳には自分で治す力がある　ポイント

- 深刻な障害を受けた脳でも、特別な訓練などにより機能回復は可能。
- 脳のある領域が損傷を受けても、他の健康な領域が、失われた機能を引き受ける。
- 盲目の人の皮膚に波動の刺激を与えて、眼球に頼らず視力を回復した例もある。
- 使えなくなった機能をリハビリで強制的に使わせるCI療法で、使えなくなった機能を回復させることができる。
- 言語能力促進プログラム「ファースト・フォー・ワード」で脳トレをすると、ディスクレシアを持つ子どもの脳が6週間で健常児と同じに。
- 聴覚は、脳を刺激して、神経回路の増強や活動の抑制を促す。

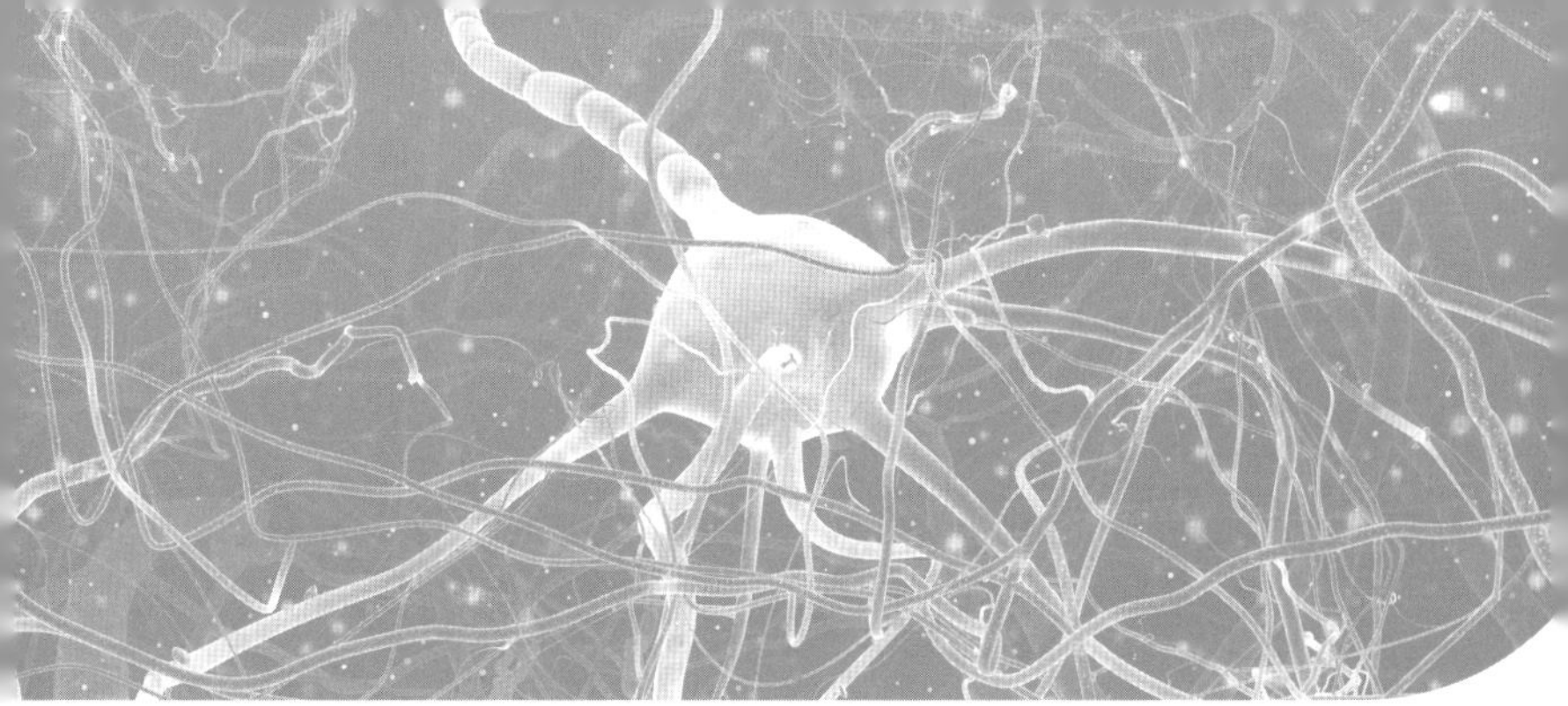

第3章

脳の変わる力は悪い方にも働く

２０１２年、アメリカ人が熱狂するアメリカン・フットボールのスター、サンディエゴ・チャージャーズのライン・バッカーだったジュニア・セアウが引退後に自殺し、アメリカ社会に衝撃を与えたことがありました。

プロ・フットボールチームの選手といえば、年収が平均でも１００万ドルを超え、トップ選手では５５０万ドルを超えるという高額所得者の代名詞で、しかも平均で27歳で引退します。

となれば、人生の大半を悠々自適に暮らせそうなものですが、現実には元プロ・フットボールのスター選手が暴力事件に巻き込まれたり、家庭内暴力で訴えられたり、といったニュースは後を絶ちません。

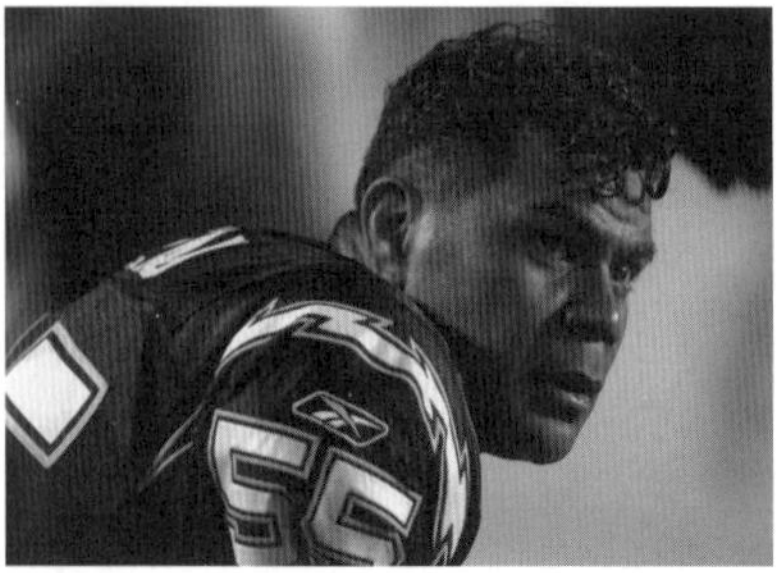

アメリカン・フットボールのスター、サンディエゴ・チャージャーズのジュニア・セアウの自殺は、アメリカ社会に衝撃を与えた。（Stephen Dunn/Getty Images）

セアウも自死の数年前からうつ病に苦しみ、奇妙な行動もあったということで、セアウの脳は検死に回されました。その結果、進行性で致死にいたる慢性外傷性脳症（ＣＴＥ）を患っていたことが判明しました。そしてその**原因は、現役中に受けた度重なる頭部への打撃という診断が下され、社会に大きな波紋を投げかけました。**

フットボールやボクシングなどの格闘技で活躍した人のなかには、後にうつ病などの精神障害や記憶障害などの認知障害を抱え、みじめな余生を送るケースが少なくないことは以前から知られていました。しかし、一般的な見方としてはフットボールや格闘技でプロになるような人はもともと粗暴な性格なのだろう、引退してもマッチョな闘争心が抜けないからだろう、または、引退して脚光を浴びなくなって生き甲斐を失ったからうつ病になったのだろう、などとみられがちでした。しかし、そうした問題の多くは実は脳障害の症状だったのです。

概して医師からも大したことはない、しばらく安静にしていれば大丈夫、と言われがちな脳震盪が、実は脳にとっては重大な打撃になっていて、直後には目立つ症状はでなくても、進行性の脳の劣化の引き金になっていたのです。セアウの家族は、ＮＦＬ（米国フットボール・リーグ）が選手の健康管理対策を怠ったとしてその責任を問う訴訟を起こしました。

ＮＦＬは選手の安全対策に改善を誓い、すべてのＮＦＬの所属選手は脳の健康診断の検査を受けました。その結果、なんと**９割を超える選手が慢性外傷性脳症を患っている**ことが分かりました。どんなにタフに見える人の脳であっても、お豆腐程度の柔らかさとされる脳の組織が極めて繊細で、ちょっとした刺激にも敏感に反応することを医師も再認識したのです。

こうした選手たちは否応なく慢性外傷性脳症との闘いの最先端にも立たされました。幸いなことに、様々に劣化した脳の部位も、ライフスタイルの改善や心理療法やサプリメントによる脳への栄養補給なども含む適切な療法により、改善可能であることを示す実例にもなっています。脳は刺激の受け方次第で悪いほうにも良いほうにも変わることをＮＦＬのスターたちが身をもって示してくれたわけです。

脳の本来の役割分担を知る

人が特定の機能を使えば使うほど、それを司る脳の神経網は強化されます。つまり、芸事の教えとして古くから伝わる「好きこそ物の上手なれ」という言葉は、脳の真理をついた言葉だったわけです。

しかし、脳の「変わる力」は必ずしも望ましい方向に向かうとは限りません。脳の可塑性は脳神経科学者がよく口にするように、「一緒に発信した神経細胞は、一緒につながる」「使うか、失うか」、という原則に基づいているからです。

脳の可塑性が良くない方向に作用して起こる問題を考えるにあたっては、まず、現時点で分かっている脳内組織のおおまかな役割分担を理解しておく必要があります。

脳の構造は手の握りこぶしにもたとえられます。親指を中に入れて右手を握ったときの、手の甲から手首までが頭部の前面から首に相当します。手首が脊髄、手首のすぐ上の近い部分が脳幹、握った中指の付け根あたりが前頭前皮質の真ん中、握った4本の指が大脳皮質と見ることができます。握った4本の指を開き、親指だけ曲げた状態にしてみると、親指が大脳辺縁系にあたり、親指の第一関節あたりが海馬、根元のあたりが扁桃体と見ることができます。または、よりシンプルに、手首とその上の手の平の部分が下脳、指のあたりが上脳に当たる、という言い方をする研究者もいます

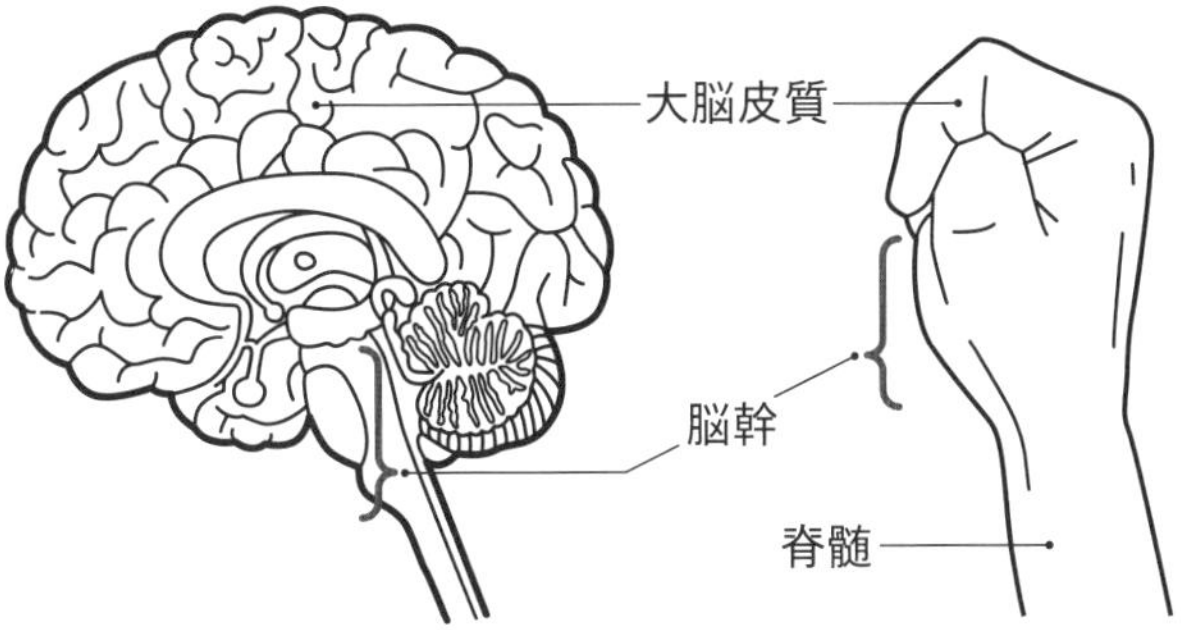

現時点での脳神経科学の定説によれば、脳の構造は大きく分けると脳幹、大脳辺縁系と皮質からなり、生物としての進化の過程でその順番に発達したと考えられています。

まず太古の昔に発達したのが個と種のサバイバルを保障するための脳幹で、レプティリアン（爬虫類）の脳とも呼ばれる領域です。心臓や肺の機能を制御し、身体のエネルギーのレベル、食欲と性欲、睡眠を調整します。生命の危機に際しては上部の脳と協力して、「戦うか逃げるか反応」を起こす役割を持ちます。

次に、**約2億年ほど前に、原始的な哺乳類の脳への進化が起こり、脳幹の上の、今私たちが持つ脳の内部の奥深いところに大脳辺縁系が形成されたた**とみられています。大脳辺縁系は脳幹や身体との協力で基礎的な動機づけや感情を司ります。この大脳辺縁系が整ったおかげで、自分が遭遇した状況が良い状況ならそのまま進み、悪い状況からは引き下がる判断ができるようになり、また**感情を通して他者とつながれるようになったのが哺乳類**だということです。

約1億年ほど前になって、最後に発達したのが霊長類、とくに人間の脳に特有の組織で「新しい哺乳類の脳」と呼ばれています。脳梁で接続された左右の大脳半球の外層の皮質で、新皮質とも呼ばれます。新皮質は6層構造で薄いシート状の皮質ですが、その神経細胞による情報伝達のパターンは複雑で、立体の世界の認識に必要とされています。前頭葉の皮質が発達したことで、人間は事実と自分の体験を組み合わせて思考したり想像したりできるようになったとされています。

前頭葉をさらに詳しく見ると、前頭前皮質は霊長類の中でもヒトだけが発達させた脳の構造で、より抽象的、象徴的な情報を処理できます。**人類は前頭前皮質を得たことで、他の哺乳類が持っていない時間という概念や自己認識、道徳観なども持つようになった**とされています。

脳の可塑性が証明されだした初期には、変わる力がある脳の領域は脳の外装の皮質だけで、その中にあるいわば古い脳の領域は変わることはできないと考えられていましたが、つい最近になって、脳内の神経細胞のネットワークはすべてつながっているので、実際には皮質に変化が起これればそれに対応して大脳辺縁系の領域も変わることが確認されています。

ストレスが引き起こす脳の変化

人類の精神活動や行動が他の動物と異なるのは、脳の前頭葉に、物事を冷静に分析し思考できる新たな機能が備わったからというわけです。といっても人類もまずは自分の生命を自分で守ることを優先課題とする動物であることには変わりはなく、現代人の脳でもそれは同様です。

大脳辺縁系は、大脳新皮質の内側にあり、出来事の記憶、特殊な体験の記憶、感情の記憶や情動、自律神経の活動に関わる複数の領域から構成されています。緊急時にはこの大脳辺縁系と脳幹が主導権を握り、前頭前皮質にはあまり情報を送らず、受けた刺激に反応して独自の判断で行動を促します。

間脳の一部である視床下部は、交感神経と副交感神経からなる自律神経と内分泌のコントロールセンターで、食欲、性欲、睡眠、攻撃性などに関わり、生体の恒常性維持（ホメオスタシス）に重要な役割を果たしています。

視床下部はその先端にある脳下垂体を通して身体中にホルモンを送り、身体のコンディションを整えています。**危機を察した場合にはアドレナリンの分泌を促進し、身体中の新陳代謝を高めエネルギーを発動させるコルチゾールを分泌させます。**この過程が状況を論理的に判断せずにさっさと**「戦うか逃げるか」できるように身体を調整する、いわゆるストレス反応**です。

太古に大自然の中で生き、危険を感じる要素もシンプルで限られていた人類の祖先にとっては、主にサバイバルに向けた機能を司る大脳辺縁系の働きは、野獣との遭遇といった短期的な危機の回避に効果的でした。現代人が生きる、情報過多で複雑化した社会では、人が危機感を感じる機会は無数で、過去の嫌な体験（トラウマ）からの学習で神経回路が強化され、大脳辺縁系は過敏になりがちです。そのたびにコルチゾールが慢性的に分泌過剰になると、脳神経細胞の発達や機能にも悪影響を与えることになります。

視床下部の横にはアーモンドの形をした扁桃体と呼ばれる脳神経細胞組織があります。感情、とくに恐れに反応する部位で、即座にサバイバルに向けた行動に移る引き金になります。大脳辺縁系の一部である海馬は、側頭葉の深部に位置し、左右一対になった部位でタツノオトシゴのような形をしています。海馬は認知や事実の記録、言語中枢など、脳の様々な部位とつながっていて、ジグソーパズルを完成させるように、一瞬一瞬の体験をまとまった記憶として統合します。事実と主観的な記憶、認知上（見方）、感情的な記憶を組み合わせて、物語としてのまとまった記憶にする役割を果たしているのです。

海馬は生後に少しずつ発達することが以前から認識されていましたが、**1991年に発表されたスウェーデンの研究などにより、海馬では生涯を通じて新たな脳神経細胞が生まれ続けているらしいことが示唆されています。**一方、カモやサルにストレスを与えると、そのストレスの強度と持続時間に比例して、海馬の神経細胞の新生が減少することも確認されています。また、2003年に発表されたドイツ霊長類センターなどによる実験では、サルの赤ちゃんがまだ母親の胎内にいるうちに睡眠を妨げたり飼育環境を変えるといったストレスを母親に与え、生まれて2歳から3歳半になったサルの海馬を調べると、ストレスを与えられなかった母親から生まれたサルと比べて、神経細胞の新生数が少なくなっていました。そのメカニズムの詳細は解明されていませんが、ストレスが神経細胞の新生を妨げる要因は、ストレス反応として連鎖的に分泌されるホルモンに起因する可能性が大きいとみられています。

慢性的なストレスは他にも様々な形で脳の機能を低下させることが、これまでの研究により指摘されています。シナプスの調節が乱れ、脳細胞を死滅させ、記憶と学習を司る脳の領域である前頭前野を縮小させる作用がある一方で、扁桃体のサイズを大きくし、脳をストレスにより敏感にさせるといったことも、ストレスが導く脳の可塑性とみられています。

カリフォルニア大学バークレー校の研究チームによれば、コルチゾールには、海馬と扁桃体の間の神経回路を強化するドミノ効果を生み出す作用があり、その結果の悪循環で、常に「戦うか逃げるか」の状態にある脳を作り出すことになるのです。つまり、危機を察知してコルチゾールが出ると、それが危険を察知する脳の神経回路の働きを強め、危機の察知に敏感になり、そのたびにコルチゾールが出る、という繰り返しで、実際には危険がない状況にも過剰反応するようになる可能性があるのです。

トラウマが脳をネガティブに変える

米国の心理学者や精神科医、心身症専門医の間でいま最も注目を集めているのが、いわゆるトラウマです。これまでもっぱら体内化学物質のインバランスが原因と考えられ、薬物による対症療法で症状を緩和させてきた心身の失調や対人関係上の問題の多くが、実はトラウマが脳の可塑性を促進させ、脳神経回路の接続が変わってしまった結果だと考えられるようになっているのです。

トラウマといえば、一般の人が思い浮かべるのは戦争やレイプ、生命の危機といった大事件で受けた心的ショックで、専門家の間ではショック性トラウマと呼ばれています。そうした体験が後年になって多くの身体的、精神的な問題を引き起こすことはPTSD（心的外傷後ストレス障害）として以前から認知されていたものの、効果的な治療法はみつからずにきました。

近年になって認識が深まったのは、そうした人生を変えるきっかけになるようなショック性トラウマに限らず、**人が普通に育ち暮らす過程で起きた体験での怒りや恐れ、悲しみ、また罪悪感や恥の意識といったネガティブな感情も、実は脳の可塑性を促進し、後年になって心身の健康や性格、対人関係の障害を招く根本原因になっている**ということです。こうしたトラウマは発達性トラウマと呼ばれます。

人が強い恐怖や怒り、悲しみ、また無力感といったネガティブな感情を抱くと、生存本能を司る脳の部位が強く刺激され、脳はその記憶の処理方法を変えることが分かってきたのです。

平常な状況では、脳が感覚器を通して得た五感の情報は、前頭葉に伝えられ、まとまった体験の記憶として保存されます。が、ネガティブな感情の原因となった状況や出来事の場合には、脳は生存に関わる緊急事態ととり、前頭葉を通さずに、その体験を構成した要素を将来の意思決定にあたって参照すべき重要な危険情報として潜在意識の一部として保存してしまうのです。

たとえばジョン（仮名）は心優しい看護士ですが、ちょっとしたことで怒りが抑えられなくなるようで、ミルクをこぼした3歳の息子をあやうく殴りそうになり、トラウマ解消のセラピーを受けに来ました。そこでジョンが怒りを感じやすくなった原因を探っていくと、アフガニスタンの市街をパトロール中に車が地雷を踏み爆破が起こり、激しい戦闘にあったという戦争体験に至りました。これは戦争というショック性トラウマによるＰＴＳＤの一例です。

一方、スーザン（仮名）は、よく夫に対しての怒りの爆発をとめられなくなることに悩んでいました。ふたりの子どものいる平穏な暮らしです。夫は温厚な人柄で、スーザンをとても愛してくれているのは分かっているのに、時々夫に対して無性に腹が立ち、怒鳴ったり罵ったりして後悔することになる、というのです。スーザンには特に記憶に残るショック性のトラウマはありませんでした。が、スーザンには今の夫と結婚してからも忘れられずにいた元の恋人がいて、その人に会うためにいちど夫に嘘をついて旅行にでかけ、浮気寸前で思い留まったことがあったそうなのです。スーザンの潜在意識にはそのやましさがしっかり残っていて、何も知らずに夫が優しくしてくれるとやりきれなくなっていたのです。スーザンの場合には痛癪の原因は、実はその対象である夫への怒りではなく、夫との関係において自分自身に抱いていた怒りが屈折した形で反映していたのです。

記憶といっても実は様々な記憶の種類がありますが、人の意識という側面からみれば、潜在記憶と顕在記憶という2種類の記憶に分かれます。ひとつは現実に起きた出来事の記憶や物事の意味あいなどを、自分の意志で思い出すことができ、言葉やイメージで表現できる記憶で、「顕在記憶」「宣言的記憶」などと呼ばれています。もう一方は自転車の乗り方といったスキルや手続き、ノウハウなど、ふだんは意識していないのに覚えていて現在の動作、行動、ものの考え方に影響を与えている情報の記憶で、「手続き的記憶」、また「潜在記憶」、「非宣言的記憶」などと呼ばれています。

さて、人が何かの出来事で五感から刺激を受け、感情や体感が湧き上がると、脳はそれらに反応して、対処行動への準備に入ります。これは脳が日常的に行っているプライミングと呼ばれる過程です。「パブロフの犬」の実験で知られるように、おいしそうな食べ物を見たりその匂いを嗅げば消化の準備で唾液が生成されるのもその例です。一方、逆境を感じたときには脳はストレス反応を起こすと同時に、将来似たような状況に陥らなくてすむよう、関連情報の参照リストをつくるのです。

たとえば、ある子どもがアイスクリームを食べながら夕暮れの小道を歩いていて突然横道から現れた白い犬に飛びつかれ、非常に驚き、怖い思いをしたとします。怪我はせずにすみ、その経験自体はやがて忘れてしまったとしても、その体験を構成した様々な要素は「戦うか逃げるか反応」に直結させる重要情報として保存されます。その影響で、**後年になって冷たいものを食べたがらなくなったり、犬の吠える声が苦手になったり、夕方に小道を歩いたり、白いセーターを来た子どもを見るとなんとなく落ち着かなくなったりすることがあるのです。**これは、幼い頃に自分を危険に晒した条件を脳が五感で感じたままのバラバラの情報として潜在記憶にしまいこんでいて、少しでも似たような条件が目前に示されると、赤信号として自動的にストレス反応を起こすからです。

人の行動の90%は潜在意識によりコントロールされていると言われますが、その潜在意識には「戦うか逃げるか反応」の引き金となる小さなトラウマ、発達性トラウマが無数に記憶されているのです。そして、脳には可塑性があり、頻繁に使われる脳神経回路ほど発達し強化されるので、脳は過去の出来事を連想させる刺激に対してどんどん敏感になります。たとえば最初は犬に飛びつかれた小道を無意識に避けていただけだったのに、いつしか、横道を避けるようになり、やがてはどんな通りの散歩も避けるようになったり、または犬の吠える声が聞こえただけで心臓がドキドキするようになったりと、日常生活に支障をきたすレベルにもなりかねないのです。

トラウマで生まれる有害な神経回路

「小学校に行っていた頃のことは今でもよく覚えているのだが、なぜか中学生時代の記憶はほとんどない」、といったように、過去の一時期の思い出が欠落している人は少なくないようです。

幼い頃に感情的なショックがあると、その原因となった出来事はもとより、思春期の記憶も隠蔽されてしまうことがあることも、精神分析医の間では以前から認識されていました。それも脳神経学的には、ショックの原因となった出来事を連想させる要素が思春期にあったせいだと考えられるようになっています。

脳の可塑性を示す臨床例を研究してきた前述（第2章）のノーマン・ドイジ医博によれば、そうした一定時期の記憶喪失が起こるのも、幼少期のトラウマが記憶の形成を司る脳の部位である海馬に大きな打撃を与え、海馬が大幅に縮小してしまうために、長期記憶が形成されなくなってしまうことが原因ともみられます。

脳の記憶の過程を調べるために行われた動物実験で、生まれたばかりの動物を母親から引き離し、泣きわめくままにしておくと、そのうちに無反応になりましたが、脳内ではグルココルチコイドというストレスホルモンが分泌されていました。このホルモンが海馬の細胞を破壊してしまうため、学習や長期記憶に必要な脳細胞神経回路が形成されなかったということです。そして、動物の母子の別離が長期化すると、グルココルチコイドを分泌させる遺伝子のスイッチが入ったままになるため、その子は生涯にわたってストレス起因の障害になりやすくなるそうです。

人間を対象とした研究でも、子どもの頃に虐待を受けた人は大人になってもグルココルチコイドが分泌されやすい、という結果が出ています。これもストレス反応を引き起こす脳神経回路が過剰に構築されてしまったためとみられています。

また極度なうつやストレスでもグルココルチコイドが分泌され、海馬の細胞が破壊され、記憶喪失につながることが分かっています。うつやストレスが一時的なら海馬は回復できますが、長引くほど縮小率も高まり、海馬の縮小したままになりやすいとみられています。

成人のうつ病患者の脳を比較観察すると、**子ども時代にトラウマ体験があった人は、子ども時代にはトラウマがなかった人に比べて海馬が18％小さかった**という研究報告もあります。一方で、前述のように、海馬は基幹細胞から新たに神経細胞を作り出せるという研究報告もあることから、うつ病から回復するとそれまで思い出せなかった記憶が蘇ることがあるのも、この仕組みで説明できるのではないかと考えられています。

母親とは不仲だという人には3歳以前に何らかの理由で母親から引き離された体験があるケースが多いことも、トラウマ解消の臨床例から指摘されています。幼い頃に迷子になった時に抱いた恐怖感や不安、親への不信感が潜在意識に残り、親は頼れない、という信条が形成されてしまうというのです。こうした臨床上の所見は脳神経学的にも理にかなっているようです。

人の脳は通常は、右脳から先に発達し、3歳までの幼児では右脳主導であることが分かっています。主に感情を想起する視覚や聴覚によるコミュニケーションを処理する右脳が先に発達している一方で、言語を処理し、意識的に問題を処理する左脳はまだ未発達である状態です。とくに右脳の発達にとって重要なのが生後10ヶ月から18ヶ月くらいまでで、その間に、他者との接触や感情の制御に関わる脳の部位が発達するということなのです。赤ちゃんが眠りから目覚めて母親の姿が見えず不安になって泣けば、たいがいの母親はすぐに飛んできて赤ちゃんを抱き上げて優しく微笑み、声をかけてあやしますが、そうした主に母親の声のトーンや表情、ジェスチャーを刺激として、赤ちゃんの脳の中ではストレス反応を自ら解除する神経回路が構築されていくのです。

最近の研究では、生後間もない赤ちゃんの脳もしっかり出来事を記憶していることも分かっています。まだ左脳が未発達な段階なので記憶は主に潜在記憶にあるのみで、3歳以前の体験を思い出せる人はまれですが、潜在記憶としては残っています。そのために、3歳以前にトラウマ体験を持つ人は、後年になって、何の心当たりもないのに、いきなりストレス反応が起こることがあります。自分には身に覚えがないのに、幼い頃トラウマを感じた時に似た状況、音や色、匂いを感知するとそれが引き金となってストレス反応の連鎖が起き、その他の脳の作業効率が落ちるか、**極度な場合には突然頭が真っ白になる、といった思考不能なフリーズの状態に陥ってしまったりするのです。**

たとえば、時に突然心臓がドキドキしてきて呼吸困難になったように感じるパニック障害を訴えていた女性の場合には、本人には記憶はありませんでしたが、生まれる時にへその緒が首に絡まり、あやうく窒息死しかけたことがその原因のひとつになっていたようです。

また、3歳以前に迷子になったり、母親や自分が入院したり、何らかの原因で母親と離れていた時期があると、母親への愛着がしっかり形成されず、後年になっても母親からの愛情が感じられなかったり、母親との関係がギクシャクしたり、情緒や対人関係に影響する愛着障害（アタッチメント障害）になりやすいと考えられています。

トラウマ治療の専門家の間では、人がトラウマを持つ原因は個人的な体験に限らず、人種差別や性差別、文化の違いといった社会的な要因がもたらすトラウマが少なくないことも認識されています。また、2015年には、ニューヨークのマウントサイナイ病院の研究者が行ったホロコースト体験者の子孫の研究や、2018年にカリフォルニア大学バークレー校の研究者が発表した米国の南北戦争体験者の子孫の研究から、大きなトラウマは脳の可塑性はもとよりDNAの発現を変え、それが子孫に受け継がれ、心身の健康に影響することも明らかにされており、多世代トラウマと呼ばれています。

大きなトラウマは海馬に二重の打撃を与える、とするイスラエルの研究報告もあります。グルココルチコイドが分泌されると、そのとき五感から得た情報は統合されずにバラバラに断片的な記憶として保存されますが、ストレスの大きい出来事に直面すると、恐怖や怒り、不安などの精神的な作用に関わるノルアドレナリンという神経伝達物質が脳からも分泌され、その結果、出来事の記憶が海馬で形成されます。

ＰＴＳＤと診断された人ではその原因とわかっている出来事に関する記憶が不明瞭、または断片的になる一方、鮮明な記憶のフラッシュバックが起こるのはそのためだということです。

人類の脳が外界からの情報を記憶として生成、保存する仕組みや、トラウマがどう脳に影響するかに関する理解が進み、トラウマを解消するための療法もいくつか開発されています。

たとえば、人の記憶は実際に起きたことと、想像上のものとを区別しにくいことに着目し、過去の記憶を上書きさせる療法も効果を上げています。

過去の嫌な思い出を五感もしっかり使って良い思い出として想像し、記憶を上書きすることで、**それまでストレス反応の引き金になっていた音や色や動作に反応する神経回路の接続をキャンセルしたり弱めれば、嫌な思い出も今ストレス反応を引き起こす必要はない過去の出来事として記憶を統合し直せる**ということなのです。

慢性痛は脳の学習による痛み

ホログラム記憶解決法というトラウマ解消療法を開発したブレント・バウム療法士の臨床例では、偏頭痛の九割は最初に感じた頭痛の激痛からのトラウマだということです。

偏頭痛だけではなく、従来は怪我が完治していないためと考えられていたような慢性痛も実は脳の可塑性の結果である、とするのはマイケル・マスコウィッツ医博です。

もともと精神科医だったマスコウィッツ医博は、自身が事故からの慢性痛で長年苦しみ、自分のための治療法を模索し、痛みの研究に没頭し、慢性痛と脳の可塑性との関係を解明しました。

マスコウィッツ医博は1994年、57歳のときにウォータースキーの事故で極度のムチ打ち症になりました。以降、強力な鎮痛剤、消炎薬はもとより、身体療法、マッサージ、牽引、自己暗示など、知られている限りの療法を試したのですが、首の激痛が治りませんでした。そこで脳と痛みに関する研究論文をあたっているうちに、1978年にドイツの心理学者、マンフレッド・ジマーマン博士が発表していた「慢性痛は脳の可塑性が原因」とする論文を見つけました。当時は脳の可塑性を信じる学者はほとんどいなかったので、ジマーマン博士の推論は学界でも無視されて埋もれていたのです。

この論文を読んだマスコウィッツ医博は、**自分が脳の可塑性の暴走により慢性痛症候群を患っているのだと確信**し、痛みが脳をどう変え、変わった脳がどう痛みを悪化させたり長引かせるのかというメカニズムについて研究し始めました。そして感覚刺激で感じる急性の痛みとは異なり、慢性痛は脳の学習による痛みであるという考えに至りました。

最初に人に痛みを自覚させるために脳で行われる神経回路の接続は、いわば積雪の地に道を拓くようなものです。いったんその道ができてしまえば、次に続く人々は、その道を使って行き来できるし、人が通るたびに道は踏み固まり、通りやすくなります。同様にいったん道=神経回路が開通してしまえば、その痛みは認知しやすくなり、**同じ神経回路が利用されるたびにその接続は強化され、通い慣れた舗装道路のように情報が走りやすくなるので、人はその痛みをより敏感に察知し、慢性痛となる、**という仕組みです。

前述したように、脳には特定の機能に対する需要が高まると、その機能を司る脳の領域を拡大すべく、あまり使われていない脳の領域を活用する、という仕組みがあります。この仕組みは生命のサバイバルに関わる危険信号である痛みの感知にも適用されるので、痛みを感じれば感じるほど、脳ではより多くの神経細胞が痛みの感知に使われるようになる、という悪循環が起こるのだ、というのがマスコウィッツ医博の推論でした。

そこで、慢性痛を感じている最中に活動が活発化する脳の領域を調べてみると、実際に、極めて広範囲な領域が痛みの情報処理に関わっていました。具体的には創造性、計画、共感などに関わる前頭前皮質、感情の制御や問題解決に関わる帯状皮質の前部、視覚やミラーニューロンに関わる頭頂葉の後部、痛みや計画的な動きに関わる前頭葉の一部である補足運動野、痛み、感情記憶、感情反応、快感などに関わる扁桃体、痛み、温度、痒み、共感、感情的自己認識に関わる島皮質、痛みや空間認識、自伝的記憶回復に関わる帯状皮質の後部、痛みの記憶の保存に関わる海馬、痛み、快不快の評価や共感、理解に関わる眼窩前頭皮質も、痛みの処理に動員されていました。会社で何か大きなイベントの際には多くがその準備に駆り出される……そういったようなものかもしれません。

マスコウィッツ医博の調べによれば、急性の痛みの場合には脳内で痛みの処理に使われる神経細胞は全体の約5％ですが、慢性痛の場合には、脳内の神経細胞の15％から25％が痛みの処理に使われていました。すなわち、**慢性痛が起きると、脳の神経細胞の10％から20％が通常の役割から引き離され、痛みに関わっているという計算になります。**ですから、慢性痛で苦しんでいる最中の人は、うまく思考が働かなくなったり、特定の音や光に過敏になったり、落ち込んだり苛立ったりと感情をうまく処理できなくなり、さらには他人への思いやりを示せなくなるということなのです。

それなら、この脳の役割分担の柔軟性を逆手にとれば、痛みの悪化や継続を阻止できるのではないか、とマスコウィッツ医博は思いつきました。人はどこかに強い痛みを感じだしたら、それまでの活動や思考を続けられずに、横になって休みがちです。が、それでは、脳を痛みの処理に専念させることになり、痛みの受容体を拡大してしまうことになります。逆に、痛みを感じたときにこそ、思考や感覚、視覚情報、記憶、感情の活動を活発化させれば、脳の様々な部位が痛みの処理に乗っ取られずに済み、痛みもあまり感じずにすむはずだと考えたのです。

そこで博士は慢性痛持ちである自分自身を被験者として、その推論を実証できるかどうか、試してみることにしました。痛みを感じた瞬間に、痛みの処理に乗っ取られた自分の脳の領域が元の役目に戻る様子を視覚的に想像してみたのです。つまり、ビジュアライゼーション（観想法）という視覚情報の処理に脳の神経活動を集中させることで、痛みの情報処理が疎かになるように仕向けたのです。最初は痛みを感じる度合いや頻度に変化が感じられなかったものの、痛みを感じるたびに脳が痛みの情報処理に関わらなくなるというビジュアライゼーションを続けたところ、6週間後には慢性痛となっていた肩と肩甲骨の間の痛みは完全に消え、1年後には13年間苦しみ続けた身体のあちこちの慢性痛から完全に開放されたということです。

マスコウィッツ医博はこの成功をもとに、自分の患者にもこのイメージ療法を勧めてみたところ、数週間で慢性痛が消えたため、MIRROR療法として臨床に活用するようになりました。MIRRORはMotivation, Intention, Relentlessness, Reliability, Opportunity, Restorationの頭文字からとった名称です。日本語にすれば、やる気に満ち、意図的に意識を集中させ、執拗に、脳の変わる力を信頼して、痛みをチャンスとして活用して脳の本来の機能を回復させる、という、慢性痛患者に必要とされる決意を意味しています。

依存症は報奨を求める神経回路が強化された結果

薬物の乱用は脳の可塑性を刺激しそれが依存症を招くと警告しているのは、ハーバード大学医学部の脳神経科学者、マリア・マヴリカキ博士です。

人が薬物を最初に使用したきっかけが何であれ、なんらかの快感を感じさせる薬物を摂取すると、脳内では報酬の感覚を伝える神経伝達物質のドーパミンの放出が増加します。薬物の使用を繰り返すと、それが脳にとっては「学習」となって可塑性が刺激され、快感をもたらす脳の領域への神経回路の接続が強化されます。「報酬」脳の領域が主導権を握るようになれば、冷静な判断をするために必要な前頭葉は圧倒されて、あまり機能しなくなります。その結果、その薬物を求める欲もどんどん高まり、より頻繁で、抑制できない薬物使用につながります。同時に、脳には「使うか、失うか」の法則があるので、前頭葉をあまり使わなくなれば、その神経回路が不活性化します。それで薬物依存者の多くは仕事や普通の日常生活も続けることができなくなってしまうのです。

依存症の研究者や臨床医の間では、従来は依存症は遺伝、環境、社会的要因などによって引き起こされる脳の病気というのが通説でした。が、上記のようなメカニズムも解明され、薬物依存症における脳の変化は、病理や病気というよりも、脳にとっては正常な習慣的学習の結果だとするマーク・ルイス博士の研究報告が、米医学界で最も権威がある学会誌、『ニューイングランド・ジャーナル・オブ・メディスン』誌に掲載され、注目を集めました。

米国立薬物乱用研究所（ＮＩＤＡ）の定義によれば、依存症とは脳の報酬系、ストレス系、自己制御系の変化を特徴とする、最も重症で慢性的な物質使用障害とされています。脳疾患か学習の結果かでは印象的には大きな違いがありますが、いずれにしろ、**依存症は脳の可塑性の結果とみられるようになり、脳の可塑性を利用した治療も可能であると考えられるようになっています。**

薬物依存症を引き起こす薬物とは娯楽目的の違法薬物のいわゆる麻薬とは限りません。米国では１９９０年代にオピオイド系であるが依存性が少ない画期的な鎮痛薬として発売され、広く処方されだしたオキシコンチンへの依存者で健常な生活が営めなくなる人が激増しました。オキシコンチンに含まれるオピオイド成分の「オキシコドン」には実際には強力な依存性があったのです。米国立薬物乱用研究所によれば、こうしたオピオイド系の処方薬の乱用による障害に苦しむ人の数は２０１７年だけで約１７００万人という大きな社会問題になっています。

依存性を知りつつ強引な販促で処方を拡大させ公衆衛生の存在を与えたとして９つの州から訴えられたオキシコンチンの製造販売会社は、60億ドルの賠償金の支払いに合意しました。また、オピオイド系処方薬の流通などで危機を悪化させたとして米司法省から訴えられたその他の製薬４社も、合計26億ドルの賠償金支払いに合意しています。

脳の変化により依存症を引き起こす原因は薬物とは限らないことも分かっています。ギャンブルやビデオゲーム、セックスなど、快感を感じるような活動をすれば、脳内ではドーパミン放出の報奨システムが刺激されるので、薬物と同様に依存症になる危険があるのです。

脳の可塑性で悪化した問題は、可塑性で改善も可能

依存症は脳の学習の結果だとした前述のマーク・ルイス博士は、脳が新たに学習したことが原因で習慣となった行動を修正するためには、認知行動療法（ＣＢＴ）その他のカウンセリングや

心理療法が役立つとしています。認知行動療法とは、薬物を使用しそうな状況を認識し、回避し、対処することを学ぶ訓練です。ルイス博士によれば、人の脳は有害な方向に変化してしまっても、セラピーなどで学んだ認識をもとにして、より健康的な習慣を新たにつくれば、良い方向に再変化することもできる、極めて柔軟性に富んだ器官なのだというのです。

単なる「気休め」のように思われがちなカウンセリングや心理療法にも、実際に脳を再構成させる効果があることは、ＭＲＩを利用して可視化され、確認されています。ＭＲＩによって心理療法前後の脳の構造を比較した研究が可能になったからです。

うつ病の患者や何かの刺激で過去のトラウマを再体験し、フラッシュバックが起きたり感情をコントロールできない状態になった人の脳をＭＲＩで観察すると、行動を制御する脳の領域である前頭前皮質または前頭葉全域への血流が減っており、活動が不活発化していることが分かるそうです。ところが、**精神分析に基づく短期的な心理療法を受けた後のうつ病患者の中には、前頭前皮質の活動が正常に戻っていた**という研究報告もあるのです。不安症やパニック障害の原因は本能的行動、情動的な行動に関わる大脳辺縁系が過剰に刺激されやすいためと見られていますが、心理分析に基づく対話療法で、そうした過剰反応を減らせることも証明されています。

脳の変わる力は悪い方にも働く　ポイント

- ジュニア・セアウ選手の自殺をきっかけに、NFLの9割を超える選手が、慢性外傷性脳症を患っていることが分かった。
- 生涯を通じて新たな脳神経細胞が生まれ続けているらしい海馬の神経細胞は、ストレスを受けると、その新生が減少する。
- トラウマやネガティブな感情も、脳の可塑性を促進し、後年になって心身の健康や性格、対人関係の障害を招く原因となる。
- 幼少期のトラウマは、記憶の形成を司る海馬を縮小させる。
- 慢性痛は、脳の可塑性の暴走によるもので、脳の学習による痛みである。
- 薬物の乱用は、脳にとっては学習となって、可塑性が刺激され、快感をもたらす脳の領域への神経回路の接続が強化される。

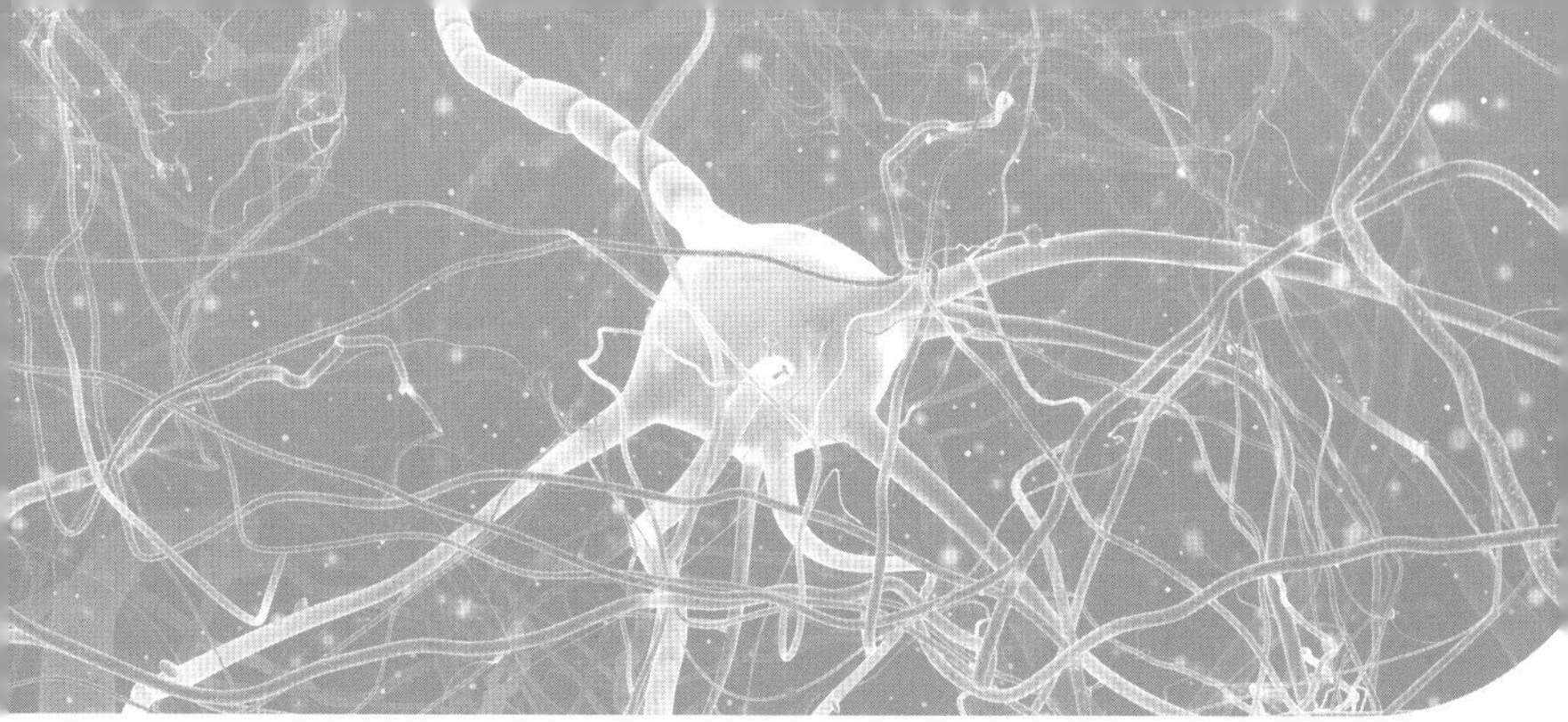

第4章

脳の健康を守るライフスタイル

文化人類学者のアルベルト・ヴィロルド博士は医療分野のインディアナ・ジョーンズのような存在です。キューバ出身で州立サンフランシスコ大学の教授だった同博士は世界の伝統医療の研究を専門とし、ペルーのマチュピチュでインカの伝統を受け継ぐシャーマンから癒しの秘薬を学んだり、アマゾンやアフリカ、インドネシアのジャングルにこもり、先住民の食生活やライフスタイル、自然薬療法などを実体験しては、その研究結果を世界各地で講演したり、著作で発表していました。傍からみればヘルシーでエネルギーの塊のようなヴィロルド博士でしたが、講演にでかけたメキシコである日突然、前触れもなく30メートル歩いただけで消耗しきって倒れてしまうようになりました。目まぐるしい旅程で疲れが出たのだろうと周囲の人々には言われましたが、博士は自分が深刻な事態に陥っていることを察しました。

ちょうど旅に出る数日前にフロリダの病院で健康診断を受けていたので、その結果を電話で問い合わせたところ、**医師には「死んでいないのが不思議なほどの状態だ」と言われました。肝炎を起こさせる寄生虫が5種類、その他の有毒な寄生虫数種類に加えさまざまな線虫にも寄生されており、心臓と肝臓は崩壊寸前で、脳にも寄生虫がいっぱい**だというのです。博士の身体は医療人類学者として探索したジャングルや山々を示すロードマップのようなもので、行く先々で致死量の害虫に寄生され、気づかぬうちに死の淵に立っていたのです。

医師はヴィロルド博士に、即座にアメリカに戻って入院し、肝臓移植を申し込むように奨めました。博士は同様の感染症で亡くなった人類学者も少なくないことを思い出し、絶望を感じました。

しかし、肝臓は移植できたとしても、脳は移植できない、脳の健康を取り戻さなければ生き残ることはできない、と考えた**ヴィロルド博士は、近代病院で死を待つよりは、自分がそれまで研究し、その効果を信じてきた民間療法に文字どおり命を懸けることを決心しました。**そして、アメリカに戻る代わりにアマゾンに向かい、そこで信頼する先住民の部族のシャーマンでもある伝統医から強力な薬草を使った癒しの儀式を受けた後に、環境の良いお気に入りの地で療養するため、それまで自分の講座を開いてきたチリのリトリート・センターに向かいました。

当初、念のため病院の医師に処方された駆虫薬と抗生物質も服用したそうですが、その効果で体内の線虫は死んだものの、その線虫に寄生していた寄生虫や、寄生虫の死骸が脳内に放たれ、また薬品の副作用で体調も狂い、良くなるどころか最悪の事態になりました。脳が火のついたような炎症を起こし大混乱したため、あやうく正気を失いかけたヴィロルド博士は、アメリカにいる友人で自然療法を重視する医師たちに電話で助けを求めました。奇しくもヴィロルド博士は、倒れる直前に、脳の栄養学の権威として知られる脳神経科医のデヴィッド・パールマター医博との共著で脳をパワーアップさせるライフスタイルについての本を出版したばかりだったのです。そのパールマター医博や同じく友人で食事療法の第一人者であるマーク・ハイマン医博の協力を得て、ヴィロルド博士は脳を修復する神経幹細胞の生成を促進し、身体の自己治癒力を高め、肝臓と脳をデトックスするための食材やサプリメントによる食事療法に集中しました。神経幹細胞とは未分化の細胞で、自己複製能と多分化能を併せ持っているため、損傷した神経細胞と同じ機能を持つ神経細胞にもなれるのです。その結果、数メートル歩くだけで力尽き、認知力も失い夢うつつとなるといった状態からは3ヶ月で抜け出し、1年後にはすっかり健康を取り戻しました。**これは博士が60代半ばになってからのことでしたが、その後2015年に出版された『ワン・スピリット・メディスン』の中で博士は「回復を超越し、意識は若い頃の高機能を取り戻し、肝臓も移植なしで完全に再生でき、脳も心臓も修復でき、新たな人間になれた」と語り、今も元気に講演や著作などを通して精神、身体、脳のウェルネスを啓蒙する第一線で活躍しています。**

脳に良い飲食、悪い飲食

病院の医師には不可能ともみられた脳のリハビリも成し遂げた体験も踏まえてヴィロルド博士は、脳を修復する神経幹細胞の生成を刺激する方法について示唆しています。『ワン・スピリット・メディスン』では、脳の損傷を起こして倒れるという予期せぬ事態で、自らが実験台になったことで、**幹細胞を作れるのは脳だけではないことを発見したとしています。身体中のどの臓器にも自己修復と癒しのスイッチがあり、スイッチの入れ方を学べば、より健康で抵抗力のある身体もつくれる、**というのです。

ヴィロルド博士は、**「脳に持つ能力を全開させたいなら、まず腸を整えなさい」**とも述べています。闘病の過程で、腸内の微生物環境と食物が脳にどれだけ変化をもたらすかを再認識したということで、脳の調子を整えたいなら、まず腸を傷《いた》める毒素を含む食品を避けるように、と忠告しています。

では、腸を傷める毒素を含む食品とは、どのようなものでしょうか。具体的には、環境中の毒素や、農薬に汚染された食品、遺伝子組み換え食品などを避けるのはもちろんのこと、穀物と糖分も腸に悪影響を与えるので極力摂取しないほうがよいということです。これは、いまや米国では脳神経科学者の間でも一致した見解です。穀物に含まれる炭水化物はグルコースに分解され脳の燃料になりますが、脳にとってはあまり良い燃料ではなく、脂肪を燃料としたほうが脳の神経細胞はよく機能するというのです。

ヴィロルド博士によれば、人類の祖先は、移動しながら採取と狩猟により食物を得ていたので、もともとは脂肪を脳の燃料とするようにできていました。しかし、やがて農耕、定住が広がり、穀物摂取が増えたことで、炭水化物から脳の燃料をつくるようになりました。

脳のなかでは進化の早い段階で発達した大脳辺縁系が、食べる、戦う、逃げる、生殖するという4つの目的に向けて働きますが、**サバイバルのためのこの原始的なプログラムは、穀物や糖分からの燃料が脳に与えられると活性化する**ようになりました。やがて農耕の普及で一ヶ所に定住して暮らすようになると、土地や穀物備蓄を守る必要が生じ、恐れがちで交戦的になる必要が生まれたからです。孤独や不満を感じた時に甘い物を食べたくなるのもそのせいで、逆に言えば、**グルコースを燃料とすると、より進化した脳の領域で理知的な判断を司る新皮質より、サバイバ**

ル本能に関わる大脳辺縁系に主導権を与えがちになるということなのです。

穀物でとくに問題なのは、小麦、ライ麦、大麦など多くの穀物に含まれる粘着質のタンパク質であるグルテンとされています。近年になってグルテン起因の免疫不全症候群のひとつであるセリアック病を患う人が増えた背景には、第二次大戦後に、ソビエトなどの飢餓を救うために、従来の欧州種の小麦と比べてグルテンの含有量が20倍の小麦が主流になったことが影響しています。人間の消化器系は、もともとは穀物が主食でしっかり機能できるようには進化していなかったので、腸への無理強いが過ぎれば打撃になるということです。

また、**甘い物に目がない人は、実は糖分を栄養として繁殖するイーストや菌類、腸内の悪玉菌を満足させていることになると言われています。**甘い物を食べだすと止まらなくなりがちなのは、快感にかかわる脳の領域、報酬脳が刺激されるからです。既存の関連の科学研究の結果を総合分析したセントルークス・ミッドウエスト・アメリカ・ハントインスティテュートによれば、精製された砂糖はオピオイド系薬物と同様の反応を脳に起こさせ、ドーパミンその他、快感を生み出す化学物質の分泌を促します。その刺激に慣れて、より多くの刺激を求めるようになるので、薬物依存と同様の依存性があると言えるとのことです。

はちみつ以外の糖類はすべて、脳の修復係である幹細胞や新たな神経細胞の生成を促進する脳由来神経栄養因子、ＢＤＮＦの生成量を低下させることも確認されています。ＢＤＮＦとは、脳の学習と記憶に関する可塑性にとって重要な要素である因子です。そのため、最近ではアルツハイマー発症と糖類の摂取や糖尿病との関係も注目されています。人工甘味料が天然の糖類よりさらに腸や脳に有害である可能性も指摘され、そうした疑似糖類は空腹でなくても脳に空腹を感じさせることにより、体重を増加させやすいことも確認されています。

脳神経科学者や精神科医の多くも、食生活改善の重要性を強調するようになっています。**脳を活性化する食材として積極的な摂取が奨励されているのは、新鮮で繊維質に富む野菜、ナッツや種子類、オメガ3に富む魚です。**

オメガ3とはオメガ3系脂肪酸の略称です。そのなかでEPA（エイコサペンタエン酸）とDHA（ドコサヘキサエン酸）は魚介類に含まれ、ALA（αリノレン酸）はアマニ油、大豆油、キャノーラ油などの植物油に加え、チアシードやクルミなど植物由来の食物にも含まれ、心疾患や脳卒中、脳神経系疾患のリスクを低下する重要な栄養素とされています。脳の約60％は脂肪で、その半分はオメガ3で構成されており、脳はオメガ3を使って脳と神経細胞をつくっていると言えるのです。

また、腸と細胞内でエネルギーを産生するミトコンドリアの機能を助ける「ヘルシーなオイル」としては、ナッツ、種子類、アボカド、ココナッツオイル、コールドプロセス製法によるオリーブオイル、アマニ油が挙げられています。

野菜ではカリフラワー、ブロッコリー、キャベツなどアブラナ科の野菜は抗酸化やデトックス効果のある酵素の生成を促進し、生体防御遺伝子の発現を誘導する転写因子「Nrf2」を活性化させるそうです。

最近では、**脳の健康を脅かす大きな要因は炎症であることが明らかになってきています。このことから、炎症を導きやすい乳製品などは摂取を控え、消炎性の食べ物を多く摂取することが脳の健康維持の基本とみなされるようにもなっています。**

一般的な食品より栄養価が高く栄養バランスに優れた食品は近年ではスーパーフードと総称されていますが、その筆頭にあげられるのは、ターメリック（ウコン）です。ターメリックは主に、その消炎性の高さで知られていますが、それだけではなく、**ターメリックの有効成分であるクルクミンは、血液から脳組織への物質の移入を制限する血液脳関門を通過し、脳に直接入って神経細胞に作用し、脳の学習と記憶に関する可塑性にとって重要な前述の脳由来神経栄養因子（BDNF）の生成を助けます。**また、気分を改善させるセロトニンとドーパミンの生成を刺激することによる抗うつ効果も発見されています。

また、数年にわたりナッツを常食としていた人は、ナッツをあまり食べる習慣がなかった女性と比べて記憶力が鋭くなるとした南オーストラリア大学の研究報告もあり、ナッツの定期的な摂取が高齢者の認知機能低下のリスクを低減させる可能性も注目されています。クルミには消炎効果のあるオメガ3脂肪酸も含まれています。

フルーツではベリー類がスーパーフードとみなされています。**とくにブルーベリーはコレステロールと血圧を下げ、抗酸化効果でガンや認知症の予防効果もあるとされるプテロスチルベン、**

鉄分、セレニウム、亜鉛が豊富です。また中国では昔から長寿の秘訣とされてきたクコの実（ゴジベリー）は抗酸化成分ではブルーベリーの3〜4倍、さらに必須アミノ酸も9種類含む、肉のようなタンパク源とのことです。

またキムチやサワークラウト、味噌といった発酵食品が健康維持に果たす役割も再認識されています。発酵食品は自然の菌を利用して糖分を乳酸に変え健康効果を最大にした保存食品で、腸内の微生物環境を改善して腸を修復し、また重金属などの毒素の体外への排出を助けます。

緑茶には、脳によい成分も多く含まれていることがこれまでの研究で分かっています。そのひとつが**L－テアニンというアミノ酸で、血液脳関門を通過して、不安を軽減し、リラックスした気分にさせてくれる神経伝達物質GABAの活性を高めます。**また、L－テアニンはカフェインによる刺激作用を打ち消し、脳内のアルファ波の頻度を高める効果があるという研究報告や、緑茶は記憶力を向上させるという報告も複数発表されています。

一方、最近になって脳の健康の大敵であることが、さらに詳しく分かってきたのは飲酒です。アルコールの大量摂取が脳を萎縮させ、神経細胞を減少させ、脳の白質繊維の劣化を導くことは、以前から指摘されてきました。一方で、軽度から中等度の飲酒が脳に与える影響については、専門家の間でも見解が分かれていましたが、2022年3月には1日1杯から2杯程度の飲酒でも脳にとっては打撃になるとするウィスコンシン大学の研究が『ネイチャー』誌に発表され、大きな反響を呼びました。

この研究は英国のバイオバンクというデータベースに記録されている、概して健康な中高年者3万6678人のデータを分析したものです。その結果、1日1杯から2杯程度の飲酒を習慣としていた人は総体的に脳の体積が減少し、大脳や小脳では表層にあり神経細胞の代謝や情報処理の中心となる灰白質の局所的な体積の減少、白質の微細構造の劣化がみられました。最も影響を受けていた領域は前頭葉、頭頂葉、島皮質で、側頭葉と帯状領域にも変化がみられ、また、脳幹、脳の中央部にある大脳基底核の一部の被殻、扁桃体にも飲酒の顕著な影響がみられたということです。脳の白質の劣化は思考力や思考のスピードの低下、歩行困難、バランス力の低下などと関連づけられています。とはいえ、アルコール依存症にしたネズミを禁酒させて脳の変化をみたノースカロライナ大学の実験では、禁酒してから4、5週間ほどで、脳の海馬において神経細胞の新生が始まっていました。つまり、晩酌を習慣としていた方も手遅れということではなく、禁酒すれば、これまでの飲酒で損なった脳の健康を改善することは可能であることを示唆しています。

間欠的絶食で脳の作業効率を高める

スピリチュアルな修行法や健康法としては、日本でも昔から実践され、デトックス効果も提唱されてきた断食、絶食が脳の効率化にも役立つことが明らかになったのは近年になってからです。

その一例が、ロンドンのキングス・カレッジの精神・心理・神経科学研究所（ＩｏＰＰＮ）が『モレキュラー・サイキアトリー』誌で発表した研究です。この研究では、マウスを使った動物実験で、間欠的断食がマウスの長期記憶保持の改善と海馬における新たな神経細胞の生成を助けることが証明できたとしています。

研究では雌のマウスを、**①標準食を毎日与えられる対照グループ、②標準食より10％低カロリーにしたカロリー制限食を毎日与えられるグループ、③1日おきにカロリー制限食を与えることで間欠的絶食を強いるグループの3グループに分け、**食事の違いが脳に与える影響を比較検討しました。

その結果、**③の間欠的絶食を続けたマウスは他の食事法のマウスと比べ、長期記憶の保持期間が3ヶ月間長くなっていました。**また、抗老化ホルモンの生成に関わることから「長寿遺伝子」とも呼ばれるクロトー遺伝子の発現と海馬の新生神経細胞数が増加していました。これにより、クロトー遺伝子が海馬の神経細胞の新生に中心的な役割を果たすことも分かり、1日おきに絶食するカロリー制限食がその発現を促進する効果的な手段になることが明らかになったということです。

カロリー制限食が人類の記憶機能も改善することは、同研究所の以前の研究などでも示唆されており、同研究所のジゼル・ペレイラ・ディアス博士は、**「間欠的絶食が他のカロリー制限食よりも長期記憶を改善する効果的な手段であることを実証した」**としています。

オランダのラドブード大学脳認知行動研究所のジップ・グッデン博士らの研究によれば、間欠的絶食が代謝に及ぼす影響は絶食の期間や、やり方によって異なるものの、絶食を始めてから6時間で神経細胞の生存と成長をサポートするヒト成長ホルモン（ＨＧＨ）の分泌が増加することが分かっています。その結果、**12時間から36時間後には「代謝のスイッチの切り替え」が起こります。**この代謝の切り替えとは、体内の代謝がブドウ糖の燃焼から脂肪の燃焼へと移行するということです。

これは、人の身体は肝臓に蓄えられたブドウ糖（５００〜７００キロカロリー）をすべて使い果たすと、蓄えられた脂肪酸とケトン体の燃焼（ケトーシス）を開始するようにできているからです。ケトン体は肝臓で脂肪が燃焼されると生まれるエネルギー源です。

この代謝の切り替えは、神経可塑性を刺激し、また損傷や病気に対する脳の抵抗力を促進する複数のシグナル伝達経路に影響を与えます。その結果、タンパク質の温存、炎症の抑制、細胞内にある不要な物質（細菌やウイルス）を分解するオートファジー（自食作用）の促進、神経細胞の発生、成長、維持、再生を促進させる脳由来神経栄養因子（ＢＤＮＦ）の増加といった変化が起こります。

これらはすべて脳にとって有益な変化です。すなわち、いいことづくめというわけです。炎症反応を抑え、脳内の老廃物が取り除かれれば、脳細胞へのダメージが軽減するからです。同時に、細胞の修復が促進され、新しい神経細胞の形成や神経細胞間の結合が促進されれば、脳内のコミュニケーションが円滑になり、適切な脳機能を活性化できるのです。**ＢＤＮＦは脳にとって重要なタンパク質で、不足すると認知症など加齢に伴う認知機能の低下を招きやすいともみられています。といったことから、間欠的絶食には神経保護作用があり、老化による脳の劣化の予防としても効果的**だと考えられるのです。

脳外科医で『ニューロフィットネス』の著者、ラウル・ジャンディアル医博によれば、ヒトの祖先は狩猟採取民族だったので、空腹が長期化しても餓死しないような代謝のシステムを備えていました。いわば、ガソリンと電気で走るハイブリッドカーのようなもので、時々絶食状態になって脳が燃料不足になると、燃料の材料が自動的に切り替わって認知力が高まり、頭がより良く働くようにできていたのです。現代人でも空腹時に人の成長ホルモンの分泌が増えるのも、サバイバルに向けた仕組みというわけです。

多くの脳神経学者や栄養士によれば、現代人も間欠絶食法を実践すれば、脳のオペレーションを向上させることができます。間欠絶食法というと特殊なダイエットのように聞こえますが、実際には食事と食事の間に16時間の絶食時間を設ければ代謝の切り替え、言い換えれば脳の燃料源を糖から脂肪に切り替えることができます。**たとえば、夕食を夜8時に終えたらそれ以降は何も食べず、朝食を抜き正午にランチを食べれば16時間絶食が達成でき、脳の健康を改善できる**のです。

運動が脳に果たす役割

運動と脳の関係に関してはこれまで多くの研究報告が発表されており、定期的な運動が脳に多くの効果をもたらすことは確実だとみられるようになりました。身体活動は新たな脳細胞の生成を促すだけではなく、心臓と血管を強くし、脳への酸素供給を助け、脳の再構成に欠かせないBDNFの分泌を刺激することも分かっています。

また運動は、感覚や運動を司る皮質を刺激し、バランスを保つ脳のシステムの刺激にもなります。2014年にはピッツバーグ大学が既存の関連研究を総合分析した結果として、**活発に運動する人の脳には、あまり運動しない人の脳と比べると、神経細胞の細胞体が存在している部位である灰白部が多いと結論づけています。**

一方、白質は灰白質の内側にある神経細胞の連絡路でのその劣化が認知力の低下などに関連づけられている組織ですが、2021年にはコロラド州立大学の研究チームが、よく有酸素運動をする人は白質も健康で、神経細胞を支えつなげる役割をする細胞も健康だと発表しています。白質の劣化は認知力の低下といった脳の老化やアルツハイマー病に関連づけられている脳の組織の変化です。

また、『ランセット』誌に発表されたノルウェーの研究は、運動の習慣が認知症の予防にもつながることを示唆しています。これは既存の多くの関連研究を総合分析したものです。ふだん運動をよくしているために以前から心肺機能が高かった人、あるいは**短期的な運動で心肺機能を向上させた人は、心肺機能が低下している人と比べて、認知症の発症リスクが４割から５割低下し、認知症関連の死亡リスクは３割から４割低下、認知症の発症も長ければ２年遅延でき、寿命も２年から３年延びる**ことをデータは示していました。

さらには２０１８年の『フロンティアーズ・イン・ニューロサイエンス』誌には、既存研究を分析した総論として、運動が、海馬の神経細胞の新生に関与している可能性を示唆する記事が掲載されています。

神経学者のエボニー・グローバー博士によれば、**運動が、ニューロトロフィンと呼ばれるタンパク質の生成を促進することも分かっています。ニューロトロフィンは中枢神経系や末梢神経系の成長因子として神経細胞のメンテナンスと機能に関わり、神経細胞の新生にも関与している**とみられています。ただ、有酸素運動の効果が認知力に反映されるまでには半年から1年はかかるので、運動は習慣にすることが大切だということです。

「脳にとっての大きな脅威が炎症であることは広く認識されていますが、運動することにより、脳の炎症を抑えて保護する効果があるとみられる因子の血漿中濃度を上昇させられることも、スタンフォード大学が２０２１年に『ネイチャー』誌で発表しています。

この研究報告によれば、28日間、回し車で運動できる環境に置いたマウスから採取した「ランナーの血漿」を、運動できない環境に置いた若年のマウスに移植したところ、移植されたマウスの文脈記憶と空間記憶が増強され、そのマウスの脳組織を観察すると、海馬細胞の生存率と新生率が高まっていました。さらに、運動したマウスから採血した「ランナーの血漿」の分析から、クラスタリンと呼ばれるタンパク質などが、運動がもたらす抗炎症作用に大きな役割を担う因子となっていることが特定できました。また、軽度認知障害をもつ20人の人に半年間、運動させてから血液検査をしてみると、半年前と比べて血漿中のクラスタリンの濃度が増加していました。

この研究結果は、認知力を劣化させる大きな要因となる脳の炎症を抑える方法として運動が有益であることを明らかにしたわけです。また、抗炎症効果を高めた血漿の移植により運動しないマウスの記憶力が増強された、という結果は、新たな認知症治療への発想にもつながるだろう、と研究者は述べています。

認知力の向上を助ける運動の2トップはダンスと卓球

運動のなかでとくに脳の認知力強化に役立つとされるのはランニング、水泳などの有酸素運動です。米国スポーツ医学大学では1週間に最低150分は有酸素運動をするように、また高齢者はウエイトトレーニングなど筋力を強めるためのレジスタンス運動もあわせて週に最低2回はするように推奨しています。

またゆったりとした動きで集中力とバランス感覚を養う太極拳やヨガには瞑想効果もあり、ストレスを軽減し、海馬の脳細胞の維持を促進し、記憶力の増強に役立つとされています。

怪我などの危険が少なく、かつ脳の認知機能の維持や強化に役立つ運動として脳神経科学者が勧めるのは、俊敏な判断と動きが求められ、身体の様々な部分を動かすことになるダンスと卓球です。

ダンスが脳に与える影響については近年関心が高まり、科学研究もいくつか報告されています。2003年に『ニューイングランド・ジャーナル・オブ・メディスン』誌に発表されたアルバート・アインシュタイン医学校の研究は、サイクリング、ゴルフ、水泳、テニスなどを含む11種類の運動の認知症予防効果を調べたものですが、**その結果、効果が明らかにみられたのはダンスのみでした。**研究者はその理由として、ダンスには活発な精神活動、社交も伴うのでそれに必要な脳の領域も刺激されるためだろうとしています。

2008年にはコロンビア大学が『サイエンティフィック・アメリカン』誌でダンスに関する研究結果を発表しています。研究者によれば、ダンスを踊るには運動皮質、体性感覚皮質、大脳基底核、小脳など、多くの脳の部位の働きが必要です。運動皮質は自発的な運動の計画、制御、実行に関与、脳の中央にある体性感覚野は運動制御を司り、目と手の協調にも関与します。小脳は脳と脊髄からの入力を統合し、微細で複雑な運動動作の計画立案に役立ちます。つまり、こうした多くの脳の部位をダンスにより刺激し、活性化させられるというわけです。

2012年には、ノースダコタ州のマイノット州立大学の研究者が、ラテンダンスをベースとしたエクササイズのズンバには、気分を良くし視覚認知力と決断力を高める効果があると発表しています。その他、ダンスは、ストレスを軽減し気分を良くしてくれるホルモン、セロトニンの生成を増加させるという研究報告もあります。脳の執行機能、特に長期記憶と空間認知に関わる部位における新たな神経細胞の接続に役立つといいます。

卓球に関しては、60歳以上の健康な男女に、10週間にわたり週に2回卓球を1時間させて、その前後の脳の違いを調べた2016年の研究例があります。それによると、認知力は向上し、海馬における新生神経細胞が増加し、皮質の厚みも増大していました。**また164人の60歳以上の韓国人女性を対象とした研究では、卓球にはダンス、ウォーキング、体操、レジスタンス・トレーニング以上の脳機能改善効果があった**ということです。ニューヨーク大学の脳神経学者のウェンディー・スズキ博士も、卓球には他のスポーツにはない脳トレ効果があるとしています。素早い動きでボールを避けたり、ボールを打ち返す際の細かい運動制御や手と目の連携が、腕や手の動きを司る一次運動野と小脳を刺激します。また相手のショットを予測するには戦略的な計画が必要なので、それを司る前頭前野も刺激できるというわけです。

脳にとって有害な運動もある

さて、こうした研究を見れば脳のためにも運動が重要なのは明らかですが、脳の健康増進という意味では、どこででも運動すればよいというわけでもないようです。最近になって、空気が汚染された環境で運動すれば、汚染物質により脳が打撃を受けるため、運動による効果は相殺されてしまうとする研究結果も報告されています。

たとえば２０２２年に発表されたアリゾナ大学と南カリフォルニア大学の共同研究では、50万人の健康関連情報が記録された英国のバイオバンクの中から、脳のＭＲＩ画像や居住地の環境、ランニングなど呼吸が激しくなる運動歴などが記録されている８６００人の中年（平均年齢55歳）のデータを検証しました。その結果、空気汚染が少ないとみられる地域で運動していた人は、運動を習慣としない人に比べて灰白質が多く、白質の異常は少なく、頻繁に運動するほど脳の状態は良好でした。

一方、欧米の環境基準では危険とされないまでも、**ある程度の空気汚染がある地域で同程度の運動をしていた人は、空気汚染がない場所で運動していた人に比べ、灰白質も小さく、異常のある白質も多く見つかりました。**

さらに後続研究として３万５５３２人の高齢者（60歳以上）のデータを検証したところ、空気汚染がない地域の住民の場合は、運動すればするほど認知症になる危険は減少していましたが、中程度の空気汚染がある地域の住民の場合には、運動していたか否かにかかわらず、認知症発症率は高かったということです。後者の研究論文の著者である南カリフォルニア大学のデヴィッド・レイチレン博士は、人の健康にとって最も有害なのは自動車からの排気ガスなので、脳の健康改善に向けた運動をするなら、交通量の激しい道路などは避けるようにと警告しています。これまでの環境汚染に関する研究で、空気清浄機などを利用していない限り、室内も室外も空気汚染度はあまり変わらないことは明らかになっています。アリゾナ大学の環境疾病学者のメリッサ・ファーロング博士は、有害な汚染粒子をシャットアウトできるN95といったマスクを着用して運動すれば、空気汚染のある地域でも呼吸で有害物質を吸い込むことは防げる、としています。

運動はすればするほどよいわけではなく、過激な運動や運動のし過ぎは循環器に負担を与えるだけでなく、脳にとっても有害であることも指摘されています。

ランニング、テニス、水泳や重量上げなどを長時間すると頭痛に襲われる人もいるようです。医師によればエクササイズによる頭痛は身体活動が起因となる労作性頭痛で、一次性労作頭痛と二次性頭痛に二分類されます。メイヨー・クリニックの説明によれば、一次性労作頭痛は身体活動のみが原因で、概して無害で一時的なものですが、二次性頭痛は脳内の出血や腫瘍、または循環器障害などが原因で救急診療を受ける必要がある場合もあります。一次性労作頭痛の原因は正確には解明されていませんが、身体活動の最中には脳内の血管が狭まるのかもしれないともみられています。暑い環境、高地などでの活動や、偏頭痛を持っている人や家族に偏頭痛持ちがいる人は労作頭痛を起こしやすいとされています。

また米国では１００万人にひとりと稀ですが、エクササイズ依存症になることもあるとされています。マラソンやジョギングなどで突然感じる快感は、「ランナーズ・ハイ」と呼ばれていますが、その快感に脳内**報酬系**が反応し、可塑性を刺激され、より多くの快感を求めるように脳が変わってしまうのです。その場合には**エクササイズを怠ると不安になるといった禁断症状が出たり、運動過剰が良くないことが分かっていてもやめられなくなりどんどん過激化することもあるようです。脳内報酬系とは欲求が満たされた時や満たされると分かった時に活性化し、気持ちの良さや快感を引き起こす脳の仕組みです。**

運動のし過ぎは認知力も低下させかねないことを示唆した研究報告もあります。２０１９年に『カレント・バイオロジー』誌に発表されたフランスの研究では、持久力を伴うスポーツ選手37人を、通常のトレーニングを継続するグループと、３週間にわたって１回のトレーニング時間を４割増加させるグループに分け、その後の脳の状態を磁気共鳴機能画像法（ｆＭＲＩ）で観察しました。その結果、負荷を増加させた選手の脳では、情報処理と行動のコントロールに関わる前頭前野外側領域の反応が鈍くなっており、疲労困憊した選手では、意思決定に重要な脳の領域の活動が低下していました。また、**金銭に関わる意志決定能力をみたテストでも、運動し過ぎた人はより衝動的に行動し、達成までに時間がかかる大きな報酬よりは、すぐに得られる報酬を求め**

る傾向がみられたということです。

脳の断面図を画像化するSPECT（単一光子放射断層撮影）検査に基づく脳神経障害の治療の先駆者として知られる精神科医のダニエル・エイメン医博は、運動も種類によっては脳に有害だと警告しています。脳は豆腐のように柔らかい組織が、くるみの殻のように内側のあちこちに突起のある硬い頭蓋骨に収まった特殊な構造になっています。そのため、ちょっとした衝撃でも脳の組織が損傷し、それが多くの脳の機能障害や性格が変わる原因になっていることが数万件の脳の造影診断から明らかになったというのです。

脳にとっての最大の脅威は脳震盪や頭の強打であることは歴然です。したがって、脳の健全な成長を望むなら、とくに子どもにはサッカーやラグビーやフットボール、スケートボードも含め、脳震盪や頭への打撃の危険が高い運動はさせないほうがよいということなのです。

睡眠中の脳の働きを妨げない

睡眠の量や質が頭の働きに影響することは、誰もが経験的に理解していることでしょう。医師の間でも人の健康には充分な睡眠をとることが必須であることでは意見が一致していますが、なぜよく眠った後には頭がすっきりするのか、そのメカニズムが実際に分かってきたのは近年になってからです。

脳細胞の周囲にはグリア細胞の一種でアストロサイトと呼ばれる隙間があり、これまでの研究からそこにβアミロイドといった神経変性疾患に関わるタンパク質が蓄積することが分かっていました。さらに、ニューヨーク州ロチェスター大学による新たな研究により、アストロサイトが睡眠中には拡大し、起きている間に蓄積された毒素の排管になるらしいことが発見されています。

マウスの脳脊髄液に色素を注入し、それが脳内を流れる様子と脳の電気的活動を監視したところ、色素はマウスが眠っているときや麻酔がかかっているときは急速に流れていましたが、マウスが起きている間は流れは停滞したということです。次にマーカーをつけたβアミロイドをマウスに注射し、起きている間と眠っている間にそれが脳内に残る時間を測定したところ、マウスが眠っている間にはアストロサイトの容積が6割増大し、起きている間と比べてβアミロイドを含む有害な老廃物が排出される割合が２倍になっていました。

この結果から、睡眠に脳の休養効果があるのは、**睡眠は脳にとっての清掃時間のような役割があり、脳の状態が切り替わって、起きている間に蓄積した老廃物の除去が促進されるからである**ことが示唆されました。身体の細胞から老廃物や細菌などを取り込む下水道のような役割をするのはリンパ系の働きですが、研究者は、リンパ系の働きに似たこの脳のプロセスを、グリンパ系と名づけました。

この研究に関わったラシッド・ディーン博士によれば、脳の神経細胞は環境に非常に敏感で、外界から入り込んだ毒素は神経回路の働きを妨げたり、細胞にダメージを与えたりします。それを防ぐには、そうした老廃物を素速く効率的に取り除くことが不可欠ですが、体内の他の臓器とは異なり、脳には老廃物を洗い流すリンパ系がないのです。その代わりに髄液が脳内を循環し、間質液と入れ替わりながら、βアミロイドなどの有毒なタンパク質を取り除いているのです。

髄液は脳の中央部分で作られ、血管に沿って脳内を流れ、細胞間の脳組織に浸透し、血管系の静脈部分から外に出ます。またこのデトックスの過程で、脳は老廃物を取り除くだけでなく、有益なものを取り込んでいる可能性もあるとみられます。

睡眠中に脳が掃除を始めるのは、イベントの後片付けをイベント終了後にするのと同様のタイミングです。脳細胞が通常の機能を支えるべく忙しく働いているときには有害物質を除去するゆとりはないので、睡眠時に老廃物を排出することで脳の機能を回復させ、翌日の新たな任務に備えているのです。

寝不足が続くと物忘れもひどくなることも多くの方が経験済みでしょう。専門家の間では、睡眠不足が記憶力に影響する理由は、刺激による干渉が少ない睡眠中に記憶が保護され増強されやすいからで、睡眠不足はその妨げになるからだろうと推測されてきました。が、近年の研究により、そうした受動的な理由のみではなく、**脳は睡眠中に能動的に記憶のシステムの統合作業を行っているい**ることが明らかにされています。

たとえば、スイスのチューリッヒ大学の研究チームが2013年に『フィジオロジー・レビュー』誌に、起きている間には脳は記憶のコーディングに最適化されている一方、睡眠中には脳は記憶の定着に最適化された脳状態になることがわかった、と発表しています。人の脳は徐波睡眠（SWS＝ノンレム睡眠の中でとくに脳波の周波数が低くなる深い眠りの）の状態になると、直近にコーディングされた神経細胞記憶の表象を再活性化して長期記憶に変換統合しています。そして、**ノンレム睡眠の状態の次の睡眠の段階であるレム睡眠中に、変換された記憶を安定化させている可能性がある**ことが発見されたのです。つまり、**これまであまり重要でないとみられてきたノンレム睡眠が記憶の定着に重要な役割を果たしていたというこ**とになります。

言いかえれば、**脳は起きている間には感覚器官からインプットされた様々な情報をせっせと短期記憶に保存しています。そして、それらを落ち着ける睡眠中に整理し直し、要点をまとめ、長期記憶として保存し直しているというわけです。**ということは、睡眠中の脳は生命維持以外の活動を止めて休んでいるわけではなく、人が意識的な活動をやめた睡眠中にしかできない作業に集中することで、脳の健康と機能を守っているのです。したがって、睡眠不足は脳の健康維持の自律機能を妨げてしまうことにもなるので、その弊害は大きいと考えられるのです。

睡眠不足が免疫制御を含む代謝のコントロール、学習や記憶に関わる神経認知のプロセスを機能低下させることも以前から認識されていました。さらには睡眠不足が感情のコントロールに悪影響を与えるメカニズムもハーバード大学とカリフォルニア大学バークレー校の共同研究が明らかにしています。

この研究では18歳から30歳の健康な被験者26人を、睡眠不足のグループと比較のための対照群に分けて、睡眠不足群を2日間で35時間眠らせないままにした後で、視聴覚からの感情刺激への反応の違いをfMRIで観察しました。すると、**睡眠不足群がネガティブな感情を刺激するようなイメージを視聴したときには扁桃体の活動は6割増大し、また活性化した扁桃体の神経細胞の量も3倍に増大**していました。

一方、睡眠不足ではない状態で同じ映像を見た対照群では、睡眠不足群と比較すると、扁桃体と前頭前皮質の連係がより活発になっていました。

この実験結果から、人が睡眠不足になると大脳辺縁系が反応しやすくなり、ネガティブなことに対して感情的になりがちなのは、睡眠不足になると前頭前野の働きが低下し、扁桃体との接続が失調するせいだと考えられると研究者はみています。つまり、**感情のコントロールという観点からみても睡眠は、次の日の新たな感情刺激に備える準備をしている**ことになります。人は思考から休息し前頭前野の活動が低下している間に、前頭前野と扁桃体との回路をリセットさせているのです。

さらには睡眠が脳の樹状突起の成長に重要な役割を果たすことも研究で明らかにされています。樹状突起は神経細胞の末端にありひとつの神経細胞から次の神経細胞への情報伝達を助ける突起で、その結合の強化が脳の可塑性を促すともみられているので、良い方向に脳を変えていくためにも睡眠は重要なのです。

マルチタスクは前頭葉を消耗、縮小させる

ズーム会議に参加している最中にも、ひそかにコンピュータでメールを書き続ける。ポッドキャストを聞きながら仕事をする。電話で誰かと話しながら別の作業をする。テレビを見ながら携帯でメッセージやソーシャル・メディアをチェックする。そうしたマルチタスクをこなしていると、時間を効率良く使えて頭も良くなるような気もしますが、マルチタスクは逆に脳の作業効率を低めることが明らかになっています。

脳神経の働き方の解明が進み、脳の集中力と生産性には限りがあり、マルチタスクと呼ばれているものは実際には脳は同時に作業しているわけではなく、タスクを切り替えているだけであることが分かったのです。つまりひとつの作業から別の作業に注意を切り替え続けることになり、そのギアチェンジで生産性を低下させるだけではなく、ひとつの作業に完全には集中できないので、間違いが多くなったりして作業の質も落ちるというわけです。とくに会話をしたり文章を読むといった、意識的なコントロールを必要とする作業や言語情報を伴う作業は、マルチタスクの悪影響を受けやすく、生産性が4割も低下するとされています。

マルチタスクがワーキングメモリーと呼ばれる短期記憶力を低下させ、それはとくに高齢者では顕著になることは以前から指摘されていましたが、カリフォルニア大学サンフランシスコ校の研究により、その理由も明らかになっています。

この研究では、平均24・5歳の男女と平均69・1歳の男女に画面上で自然の風景を14・4秒間見せてその風景を記憶させている最中に、画面をいったん人の顔に切り替え、その人の年齢と性別を判断するという作業をさせてから、元の画面の風景を描写させました。その間の脳の活動の変化をfMRIで観察すると、若年者の脳でも高齢者の脳でも同様に、作業が中断されると血流は記憶の維持に関わる神経細胞のネットワークから離脱し、新たな作業の処理に再配分されていました。若年層の脳では中断された後に元の記憶維持のための神経細胞の接続が再び確立し、顔の画像の処理に使われた神経網の接続が断たれました。が、高齢者の脳では、顔の画像の処理に関わった神経接続のネットワークから離れることも、風景の記憶に関わっていた神経回路のネットワークを再確立することもできていませんでした。研究者によれば、記憶の構築には、情報洪水のなかから必要な情報だけを取捨選択する能力が必要で、マルチタスクはそれを妨げることになり、とくに老化した脳の手には負えなくなるということです。これは、古いコンピュータでたくさんのアプリケーションを同時に開くとフリーズしてしまうようなものかもしれません。

さらにイリノイ大学の研究によれば、マルチタスクを強いると脳は数多くの短期記憶を一時保存させられることになり、そのストレージ容量が満杯になると、機能上の可塑性が働き、創造力を発揮するための領域も短期記憶の保存に動員しはじめます。その結果として、クリエイティブな問題解決の能力が低下してしまうということです。

マルチタスクが原因となって起こる認知障害は一時的なものではないことも、２０１４年に発表されたイギリスのサセックス大学の研究により示唆されています。この研究では、マルチタスクの習慣化が及ぼす脳への影響を見るために、被験者が複数のメディア・デバイスを使用する時間とＭＲＩで見た被験者の脳の構造の相関関係を比較見当しました。その結果、個人の性格に関わらず、マルチタスクを多用する人は、前帯状皮質の灰白質の密度が低いことがわかりました。前帯状皮質は、共感や認知・感情のコントロールを司る領域であることから、過剰なマルチタスクはその人の認知力だけではなく、社会性、精神衛生にも悪影響を与える危険があると研究者は警告しています。

認知力を向上させる職業、阻害する職業

年齢や学歴といった、既によく研究されている要素に加え、職業も人の脳を変える要素になっていることを明らかにした研究例もあります。

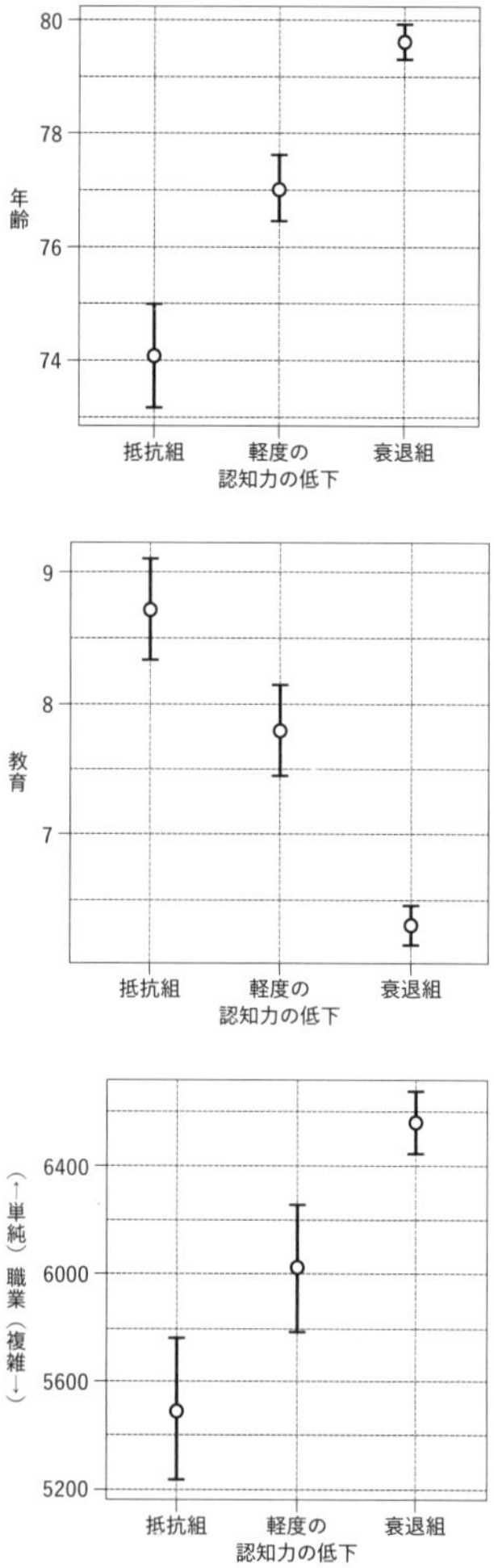

80
78
76
74
年齢
抵抗組
軽度の
認知力の低下
衰退組
9
8
7
教育
抵抗組
軽度の
認知力の低下
衰退組
6400
6000
5600
5200
（←単純）職業（複雑→）
抵抗組
軽度の
認知力の低下
衰退組

２０２１年に発表されたイタリアのパドヴァ大学などの研究では、年齢・性別、合併症、教育、職業の各要素が認知予備能と呼ばれる認知機能の備蓄にどれだけ寄与しているかを定量的に調べました。この認知力の備蓄が、病気や加齢によるダメージに対抗する脳の抵抗力であることは、これまでの研究で分かっているからです。

この研究では、平均年齢79歳の約３０００人を被験者としました。まずは認知力の目安となる一連の神経心理学的検査を2年ごとに繰り返し、個人における認知力の低下度を調べました。その結果に基づき、次に**被験者を、①認知力低下のリスクはあっても実際には認知力を維持できていた「抵抗組」のグループと、②軽度の低下がみられた被験者と、③重度の低下がみられた「衰退組」の3グループに分類**しました。そして、個人における認知力の低下度を各人のプロフィールと照合、分析しました。その結果、**認知予備脳が多いとみなされる①抵抗組は平均して学歴が高く、より複雑な作業を要する職業に就いていた**ことが確認されました。研究者はこの結果から、年齢という要素を除けば、脳が認知機能を維持できるか否かを決める最も大きな要素は学歴と職業だとしています。

また２０１４年に米国神経学会の機関誌『ニューロロジー』で発表されたスコットランドの研究報告では、**他人との協働を伴う複雑な職業、また膨大な情報を駆使する職業についていた人は、より単純な作業を仕事にしていた人と比べて、高齢時にも思考力と記憶力を維持しやすい**ことが分かったとされています。

平均70歳の約1000人のスコットランド人の記憶力、情報処理のスピード、一般的な思考力をテストで調べ、彼らがしていた仕事内容と照合分析したこの研究では、データを調整したり合成したりする必要がある仕事は複雑な職種とみなされ、データをコピーしたり比較したりする仕事は単純な職種とみなされました。他者との協働を伴う複雑な仕事には、他人への指示、交渉、指導が含まれますが、指示を受けたり他人の手助けをする仕事は単純な職務と分類されました。

たとえば、人と接する仕事で複雑度が高い職種は、弁護士、ソーシャルワーカー、外科医、保護観察官などで、複雑度が低いのは工場労働者、製本工、塗装職人やカーペットの施工者など。データを扱う仕事で複雑度が高いのは建築家、土木技師、グラフィックデザイナー、音楽家などで、複雑度が低いとみなされるのは建設作業員、電話オペレーター、配膳係などとなっています。

この研究では、被験者が11歳の時の知能指数のテスト結果も参照しましたが、子ども時代の知能指数、学歴、生活環境の貧しさなどの違いを考慮しても、**管理職や教職など人との協働度もデータ処理の複雑度も高い職についていた人は、そうでない職種についていた人と比較しての思考力と記憶力が高かった**ということです。仕事環境でより多くの刺激を得られることが思考力の維持を助け、その効果は引退した後にも続く、と研究者はみています。とはいえ、職業の複雑度の影響は喫煙が高齢時の思考力に及ぼす悪影響などに比べれば微々たるものだそうです。

一方、2021年に発表されたフランスのモンペリエ大学の研究は、職務ではなく職場の環境が脳に与える影響をみたものです。

これは長期的継続研究の対象としてデータバンクに入っている約7万5000人の中で、有害化学物質であることが分かっているホルムアルデヒドにさらされたことがある人をまず被験者として抽出しました。ホルムアルデヒドにさらされたことがある人は約6000人で、その大半は看護師や医療技師、介護士などの医療関係者でした。次に被験者に認知力のテストを実施し、ホルムアルデヒドにさらされた頻度や強度を照合分析しました。その結果、**いちどもホルムアルデヒドにさらされたことがない人と比較して、職場でホルムアルデヒドにさらされていた期間が22年以上の人は21%、ホルムアルデヒドの累積被曝量が最も多い人は19%、認知力が低くなっていました。**ホルムアルデヒドとの接触が認知力低下のリスクを高めることが確認されたのです。つまり、複雑な作業を伴う仕事をしていても、環境的に不健康な要素があれば、脳にとっては望ましくない職種になるということです。

脳をリセットする笑いの効用

笑いがストレスの発散に役立つことは私たちの経験からも分かりますが、笑いが優れた脳トレになるのも確かなようです。脳神経科学的にみれば、人が自分で何かおかしなことをしたり、面白い出来事や話に反応して笑っているときには、無心でいるように見えても、実際には頭の中では運動、感情、認知、社会との関係の処理の制御など、様々な役割を持つ脳の領域を活性化する必要があり、笑えば笑うほど、そうした広域な神経細胞のネットワークが強化されていくというわけです。

第一に、座ったり立ったりしたまま動かずに笑っていても脳の運動野が活性化するのはなぜかというと、微笑んだり声を出して笑ったりするためには多くの筋肉を動かす必要があるからです。また、何がどうおかしいのかを検知、判断するためには、状況や文脈を理解し、その不自然さや不条理さを認識することが前提となり、物事の明るい側面に焦点をあてられる柔軟な視点も必要です。そして、相手の意図や視点を推測することで面白さをより強く感じることができるので、そのためには前頭葉の働きを活発化させなければなりません。さらに、ユーモアのセンスや笑いは、十分な社会的知性と、直近で得た記憶を保持するワーキングメモリにも依存しており、笑いというポジティブな感情の処理には、大脳辺縁系が関わります。

心理学的にみても、笑いで喜びや歓喜といったポジティブな感情の神経回路を活性化すれば、気分はよくなります。**笑いには精神状態の安定に必要な神経伝達物質であるセロトニンの脳内濃度を高める機能があります。一方、慢性化すれば循環器や代謝、免疫システムを消耗させてしまうストレス・ホルモンのコルチゾールの分泌を抑制する役にも立ちます。**したがって、**笑いは生化学的に見てもストレスの解毒剤、天然の抗うつ剤の役割を果たしている**ことになるのです。

脳の神経回路は使えば使うほど増強されるので、脳の多くの領域の神経回路を活性化すればするほど神経接続は強化され、反応もスピーディーになります。そうなれば、泣きたい状況に際しても落ち込まずに笑い飛ばしやすくなるわけです。

２０２０年に発表されたスイスのバーゼル大学心理学部の研究では、41人の被験者を対象に、2週間の間、笑った頻度と強さと、肉体的・精神的ストレスの度合いを照合したところ、笑いの強さに関わらず、笑いの回数が多いほど、ストレスの度合いが低くなっていたということです。

社会からの孤立、孤独は脳に有害

社会的孤立が脳にどのような影響を及ぼすかに関して、研究者が注目するようになったきっかけは、１９６2年に遡ります。フランスで、地質学調査のためにひとりで2ヶ月間、地下１３０メートルにある洞穴に籠もったミシェル・シフラの体験談とされています。

シフラは洞穴に籠もっていた２０６日間の自分の意識の変化を詳細に記録に残していましたが、衝撃的なことに、社会から孤立して2ヶ月めには、思考の辻褄をあわせるのが難しくなり、半年後には孤立感に耐えきれずネズミと友達になろうとしたと記しています。

ひとりきりにはならずとも一定期間、日常社会から隔絶される宇宙船の乗組員や、南極の観測基地で長期間研究を続ける科学者たちのなかにも、頭が混乱したり、性格が変わったようになったり、不安やうつを感じるようになる人が少なくないことから、社会からの隔絶が認知力や精神衛生に悪影響を与えるらしいことが認識されるようになりました。

14ヶ月の間、南極に滞在した9人の観測隊員に関しては、マックス・プランク人間能力開発研究所が、南極滞在の前後の観測隊員の脳の変化をMRIで比較分析しています。南極越冬の場合には、社会からの隔絶だけでなく、自然光の変化の激しい極寒地に滞在したという気温や気候など環境の影響もありえますが、**14ヶ月の南極滞在後の観測隊員の脳では、海馬に情報を送る脳の領域で、学習と記憶に関わる歯状回が、平均で約7％縮小していました。**また、ストレスの調節や記憶にも影響する脳由来神経栄養因子（ＢＤＮＦ）のタンパク質、**ＢＤＮＦの血中濃度が低下し、空間認識能力や注意力も低下**していました。

一般社会でも、社会的な孤立が慢性化すると認知機能が低下することは、これまでの研究で確認されています。たとえばロンドン大学が、英国の長期継続研究に参加している約6000人の高齢者を被験者として行った2013年の研究報告があります。これによれば、研究開始時に「社会的な接触や活動が少ない」と答えた人のなかで、学歴が低い人に限って、4年後には言葉の流暢さと記憶を呼び起こす作業における認知機能が大きく低下していました。

そして、2019年には1万1000人以上を対象とした後続研究の結果が発表されています。

この度はご購読ありがとうございます。アンケートにご協力ください。

本のタイトル

●ご購入のきっかけは何ですか？（○をお付けください。複数回答可）

1 タイトル　2 著者　3 内容・テーマ　4 帯のコピー
5 デザイン　6 人の勧め　7 インターネット
8 新聞・雑誌の広告（紙・誌名　）
9 新聞・雑誌の書評や記事（紙・誌名　）
10 その他（　）

●本書を購入した書店をお教えください。

書店名／　（所在地　）

●本書のご感想やご意見をお聞かせください。

●最近面白かった本、あるいは座右の一冊があればお教えください。

●今後お読みになりたいテーマや著者など、自由にお書きください。

どうもありがとうございました。

郵便はがき

おそれいりますが
63円切手を
お貼りください。

1028641

東京都千代田区平河町2-16-1
平河町森タワー13階

プレジデント社
書籍編集部 行

フリガナ		生年（西暦）　年	
氏　名		男・女	歳
住　所	〒 TEL　（　　）		
メールアドレス			
職業または学校名			

ご記入いただいた個人情報につきましては、アンケート集計、事務連絡や弊社サービスに関するお知らせに利用させていただきます。法令に基づく場合を除き、ご本人の同意を得ることなく他に利用または提供することはありません。個人情報の開示・訂正・削除等についてはお客様相談窓口までお問い合わせください。以上にご同意の上、ご送付ください。
＜お客様相談窓口＞経営企画本部 TEL03-3237-3731
株式会社プレジデント社　個人情報保護管理者　経営企画本部長

調査で社会的孤立度が高まっていると答えた人は男女ともに、この調査後2年以内に記憶力が平均以上に低下していました。研究者によれば、必ずしも孤立が認知力低下の原因とは限らず、逆に認知力の低下により孤立度が高まる可能性もあるが、社会的孤立と認知力低下に相関関係があるのは確かだとしています。

認知力を低下させる原因が現実上の社会からの孤立なのか、それとも個人が主観的に感じる孤独感なのかを見極めようとした研究もあります。２０１９年にはスペインのマドリッド自治大学などの共同研究グループが、３年間の継続研究の結果として、**社会からの孤立と孤独感が、それぞれ個別に認知力の低下に関わっていると発表**しています。

最近ではマックス・プランク人間能力開発研究所が長期観察研究「ベルリン加齢研究」として、被験者３００人以上の脳の容積を検査した研究報告を発表しています。その結果、社会から孤立しているか否かに関わらず、**孤独感が高い人の脳では感情の処理に関わる海馬や扁桃体の灰白質の体積が小さいという傾向がみられた**ということです。他にも、海馬に影響を与え、海馬によって制御されるストレス・ホルモンのコルチゾールの濃度が、孤立した動物では高くなることを示した研究もあります。10年ほど前には、情動の処理、とくに恐怖感や不安、緊張に関わる扁桃体の体積と、人づきあいの広さに、反比例の相関関係があることを指摘した研究も発表されています。また、孤独な人の脳では、意思決定や社会的行動に重要な前頭前野の体積の減少も観察されています。

マウスを使った実験結果をみると、社会的孤立は他者を認知する能力も低下させるようで、群れから1週間引き離され孤立させられて群れに戻されたマウスは、既知のマウスを認識できず、差別的な態度をとったということです。また、仲間から隔離されたマウスは、前頭前野の信号伝達に異常がみられるとした研究報告もあります。

社会的孤立と孤独感が、ともに脳の炎症反応と関連していることも、これまでの数多くの研究で指摘されてきました。ロンドン大学の疫学者のデイジー・ファインコート博士によれば、社会的に孤立している人の脳内では、マウスの実験と臨床から脳の炎症反応に関わることが判明しているCRPとフィブリノーゲンというふたつの分子が増大していました。一方、孤独感を感じている人の脳内では、炎症抑制因子であるインスリン様成長因子（IGF－1）が減少していました。**つまり社会的に孤立すれば、脳の炎症反応が促進されるし、孤独感を感じれば脳の炎症を抑制する能力が低下するので、いずれの場合にも認知機能の大敵である脳の炎症が起こりやすくなる**ということなのです。

第４章　脳の健康を守るライフスタイル　ポイント

- 脳の調子を整えるには、腸を痛める毒素を含む食品を避ける。
- 脳を活性化する３大食材は、野菜、ナッツ、魚。
- 間欠的絶食は、カロリー制限に比べても、より効果的に長期記憶を改善する。
- 短期的な運動で心肺機能を向上させた人は、心肺機能が低下している人に比べて認知症の発症リスクが４割から５割低下する。
- 脳は起きている間にインプットされた情報を短期記憶に保存し、それらを睡眠中に整理し直し、要点をまとめ、長期記憶として保存し直す。
- 他人との協働を伴う複雑な職業や膨大な情報を駆使する職業についていた人は、単純な仕事をしていた人に比べて、高齢になっても思考力や記憶力を維持しやすい。

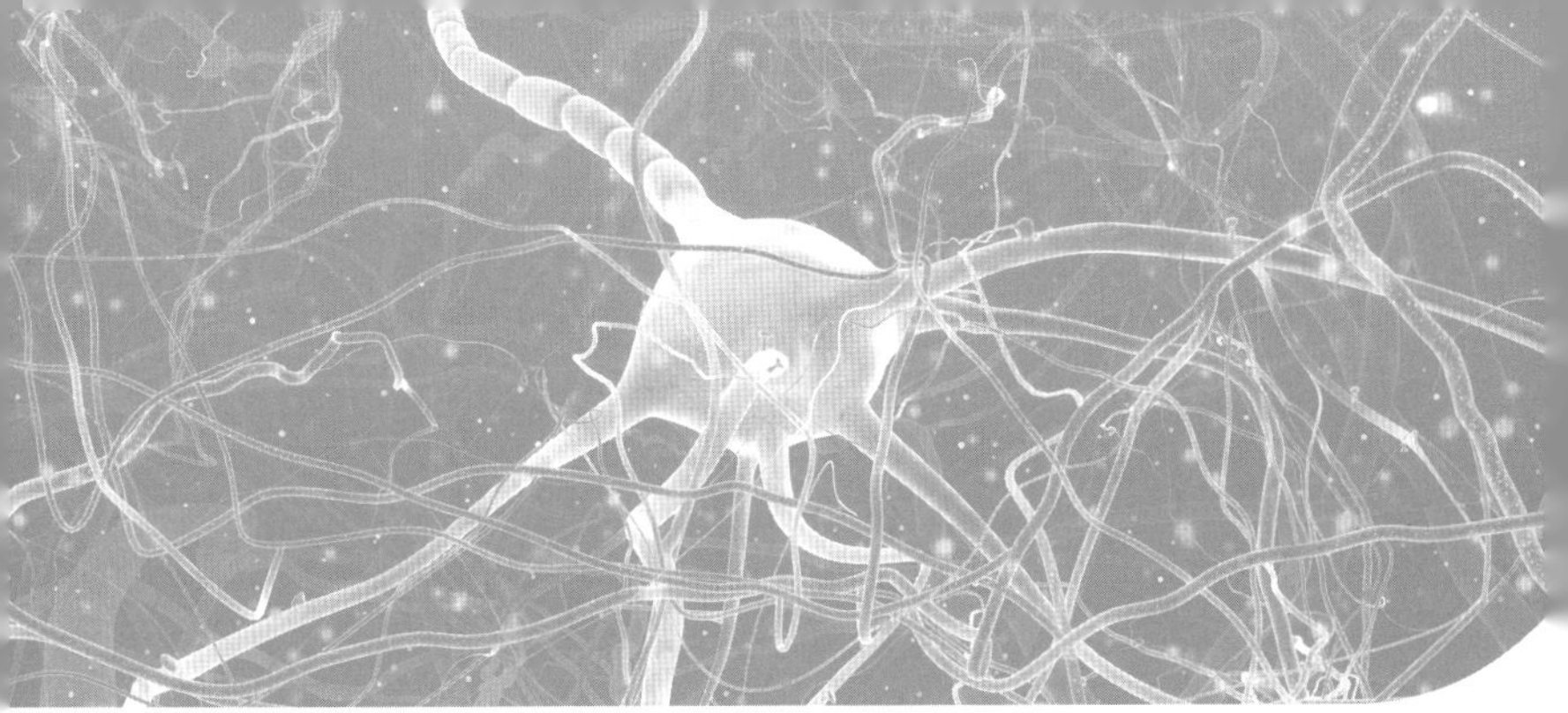

第5章

子どもの頭を良くする7つの法則

1934年にロンドンで生まれたジョン・ペッパーさんは、大不況から戦争に至る不運な時代を、貧困のどん底で戦火に怯えながら育ちました。が、持ち前の不屈の精神と好奇心を頼りに17歳で南アフリカに単身移住。その後、若くして起業家として成功しました。

しかし、30歳を過ぎた頃からペッパーさんは、時々身体の不調を感じるようになりました。ボールを投げようとするとうまく手からボールを離せなかったり、文字がうまく書けないこともあったのです。40歳頃には顔の筋肉が弛緩して顔つきも変わり、感情がコントロールできない、うつになる、指先が震えるといったことが頻繁に起き、さらに突然フリーズしてしまい自発的に動き出せなくなる、という不可思議でもどかしい症状が出始めました。1992年になって初めて受診したところ、パーキンソン病と診断されました。

パーキンソン病は、原因も不明で治療法も確立されておらず、難病とされている脳疾患です。大脳の下にある中脳の黒質にあるドーパミン神経細胞が減少し、体が自由に動きにくくなり、制御できないふるえが起きたり、バランスが悪くなり転倒しやすくなります。発症するのは50歳を超えてからが多いものの、40歳以下で起こることもあり、若年性パーキンソン病と呼ばれています。発病したら悪化していく進行性の病気で、症状は、治療薬によってある程度は抑えられるものの、多くの場合は発病から10年ほどで普通の生活は営めなくなり、末期は寝たきりで死に至るとされています。

ペッパーさんの場合には、恐らく30代で発病していたのに20年以上、普通に暮らしていたとみられ、それだけでも稀有な例でした。しかし、専門医を驚かせたのはその後の展開です。**ペッパーさんは致死の難病という診断を受けた直後には絶望したそうですが、「フリーズしないぞ」という意図を持って意識的に速歩きしている間には、フリーズしにくくなることに気づきました。そして起業家らしい発想力と持ち前の執念で、独特のウォーキング法を開発し、それを毎日実践することで、最も厄介なフリーズという症状を抑えることに成功しました。**またストレスの少ない生き方を心がけることで、その他の症状も抑え、パーキンソン病の進行にストップをかけることができたのです。そして高齢になっても日々の努力を続けることで、健康な人でも息絶え絶えになるような山歩きさえ楽しむことができました。

２００８年にペッパーさんに招待されて本人を訪ね、彼のカルテを検証し、日常生活もともにしてみたという脳神経学者のノーマン・ドイジ医博は、ペッパーさんの場合には、速歩きを日課にしたことに加えて、好奇心と探究心にあふれる性格ゆえに、知的刺激に満ちた生活を続けていたことも幸いしたとみています。認知的な刺激と感覚的な刺激の両方で脳の可塑性を刺激し、パーキンソン病による脳の劣化を補うことができた、ということのようです。

ペッパーさんは２０１２年には自伝も出版し、ウェブサイトやパーキンソン患者の助けになるムーブメントを紹介する活動などを通じて、パーキンソン病がもたらす運動に関する主要な症状の進行が本人の努力次第で抑制可能であることの啓蒙に努めています。

環境と活動しだいで頭は生涯、良くなり続ける

「一緒に発信する神経細胞はつながる」。これも脳の特質を表すものとして、脳神経科学者が最もよく引用する言葉です。**人が新しい体験をしたり何かに意識を集中させると、脳の神経細胞から信号が出て、タンパク質が生成され、信号を送受信した神経細胞の間に新たな回路が生まれ、強化されていきます。**そうして脳内の神経細胞の活性化のパターンが変われば、それが私たちの考え方や行動を変えることになるのです。

カリフォルニア大学医学部教授で精神科医のダニエル・シーゲル医博によれば、こうした過程のエビデンスとなる研究例は少なくありません。動物を対象とした研究では、耳や目の敏感さで食うか食われるかが決まる環境に棲息する野生動物では、聴覚や視覚を司る脳の部位が発達していることも確認されています。

こうした脳の構造的な変化も、変わるまでに数世代を要するわけではなく、その人のライフスタイルや活動のパターンの違いで、数年、数ヶ月といった期間で脳の構造や機能性の変化が起きることも明らかになっています。

たとえば、**バイオリン奏者の脳をfMRIで観察してみると、左手の動きを司る大脳皮質の領域が拡大していることが顕著だとする研究報告もあります。**バイオリンの演奏には左指をスピーディーに動かすので、それに必要な脳の領域が強化された証拠と言えるようです。

また、英国のタクシーの運転手の脳をＭＲＩで観察した研究では、運転手の脳内では海馬が拡大していました。これも毎日異なる場所に向かう車の運転という仕事の必要上、道の認識と記憶に多くの時間を費やすことで、空間記憶に関わる脳の領域である海馬が発達した結果とみられています。

したがって、何かに意識を集中させる機会、新しい体験に挑戦する機会が多い環境で暮らす人ほど、ポジティブな変化を導く刺激を脳に提供していることになるのです。２００４年に『ニューロサイエンス』誌に掲載されたオックスフォード大学の研究報告によれば、人のハンチントン病（大脳の中にある線条体尾状核の神経細胞が失われていくことにより自分の意志に反して手足や顔がぴくついたりする進行性の疾患）の遺伝子を移植したマウスを認知上の刺激に満ちた環境で飼育したら、刺激のない環境に置かれたマウスよりハンチントン病の発病を遅らせることができたということです。

脳神経科学者が勧める、子どもの頭を良くする7か条

脳は高齢になっても可塑性を保ちますが、大きな変化が期待できるのは、やはり幼少期から青年期にかけてであることが分かっています。経験による刺激で駆動される大脳皮質可塑性の重要な構造的・機能的変化も、臨界期と呼ばれる「人生の早い時期」に起こる可能性が高いことが、

これまでの研究で示されています。

たとえば子どもが聴覚障害を持って生まれても、４歳までに人工内耳を移植すれば聴覚を発達させられますが、７歳を過ぎてからの移植では満足できる結果は生みにくいという研究結果も発表されています。つまり、脳の構造や機能は、生涯にわたって完全に固定されることはないものの、ブレインパワーの基礎固めは青年期までに整うので、脳神経科学上も子どもが育つ環境を充実させることはとても重要なのです。

さて、ハーバード大学付属法律・脳・行動センターの主任科学責任者を務める心理学者のリサ・フェルドマン・バレット博士は、柔軟性に富み逆境に強い脳を子どもが持てるようになるための育児の秘訣として、次の７か条を挙げています。

（１）大工より庭師のように子を育てましょう。：大工が木を自分の好きな形に切るように、子どもを自分の好みの型にあてはめようとせず、庭師が土壌を整え木の成長ぶりをみながら剪定するように、まずは子どもが可能性を広げやすい環境を整え、その子に向いた成長を応援するようにすべきだということです。

（２）赤ちゃんのうちからよく話しかけ、読みきかせましょう。：生後数ヶ月で言葉の意味を理解していない子どもでも、脳の中では言葉の処理が行われていることが研究で明らかになっています。ですから、より多くの言葉を耳にするほど、その後の学習能力の基盤となる脳神経回路が構築でき、語彙力や読解力も高まります。特に、悲しい、嬉しい、悔しいといった感情を示す言葉を知れば知るほど、臨機応変に行動できるようになります。

(3) 子どもが「なぜ?」と聞いたら、面倒がらずに、よく説明しましょう。

(4) 叱る際には、決して「悪い子だ」という言葉でその子の人となりを責めるようなことはせず、子どもがとった行動や態度が良くなかったことを説明するようにしましょう。

(5) 親や教育者自身が子どもに真似されたり見習われてよい良い見本になるようにしましょう。

(6) 赤ちゃんのうちから様々な人に会わせましょう。:赤ちゃんはどんな言語も喋れるようになる神経回路の基盤をもって生まれてくることもこれまでの研究で分かっています。ですから、赤ちゃんのうちから様々な言語を耳にしていれば、その認知に必要な脳神経回路を失わずに維持できるので、将来の外国語学習も容易になるのです。また192人の白人の赤ちゃんを対象として、人種の異なる人々の顔の認知力をみた英国の研究では、3ヶ月児は人種の違いに関わらず、すべての人の顔を人の顔として認知しましたが、6ヶ月児は白人と中国人の顔のみを認識し、9ヶ月児は白人の顔しか認識できませんでした。このことから、赤ちゃんのうちから人の多様性を認知できるようにしておけば、排他的な人種差別の意識が育つことを防ぎやすいとみられています。

(7) 子どもが何か新しいことをしようとしてうまくできなくても、すぐに助けの手を出さず、何でも自分で試させましょう。:子どもは赤ちゃんの頃から実験を繰り返すことで、原因とその帰結を学んでいきます。ですから、うまくいかなくて子どもがむずがっても癇癪を起こしても、手伝わずに見守り、自立精神を褒めることで、困難に際してもくじけず立ち直りやすい弾力性のある脳が育ちます。

子どもの脳を大規模に発達させるカギは日常の会話

子どもの言語力の発達の神経科学上のメカニズムに着目したのは、2018年に『サイコロジカル・サイエンス』誌にその結果が掲載されたハーバード大学とMITの共同研究による報告です。

この研究の対象は4歳から6歳の36人の子どもたちで、まず被験者の家庭生活を録音し、家族の会話の量を算定しました。次に大人が読み聞かせる物語を聞いている最中の子どもの脳の変化をMRIで調べ、家庭での会話の量との関係を調べました。その結果、子どもの知能指数や、独り言の量に関わらず、**実際に大人と会話を交わしている時間が長い子どもほど、物語を聞いている間にはブローカ野と呼ばれる左下前頭葉が活性化していました。ブローカ野は運動性言語中枢と呼ばれ、言葉を理解して、喉、唇、舌を動かして言語を発したり、手話能力やその理解に関わる領域です。**

この研究で分かった重要な点は、単に多くの単語にさらされることよりも、実際に本人が参加する会話の数の多さが、言語に関わる脳の領域の発達に大きく関わっていたことです。子どもが交わした会話回数の多さは、語彙、文法、言語推論などの言語能力をみる標準的なテストの得点とも強い相関性がありました。

この結果をみて研究者は、子どもにただ言葉を浴びせるのではなく、しっかり子どもと会話を交わすことが、コミュニケーションの基礎となる言語能力を司る脳の発達を助けることになり、子どもが大人になってから成功するために極めて重要だとしています。

新たな刺激で脳力の備蓄を増やせば加齢にも対抗できる

成人の脳は成長期の子どもの脳ほどは柔軟に変われないようですが、脳の可塑性の研究の第一人者として第2章でも紹介したマイケル・メルゼニック博士によれば、高齢になっても刺激次第でブレインパワーを維持、向上させられることは可能です。

脳の老化の原因は特定の脳の領域を利用しなくなることで、それを防ぐには新たな刺激と集中力が役立つと考えたメルゼニック博士は、2002年に脳神経学者仲間とともにニューロサイエンス・ソリューションズという会社を設立し、成人の脳が変わる能力を維持、向上させる方法に関する研究を推進させてきました。

国立科学アカデミーの学会誌で報告された同社の最初の臨床研究は、平均的な記憶力をもつ60歳から87歳の男女を被験者として、8〜10週間にわたり、週5日毎日1時間、合計40〜50時間の聞き取り記憶の訓練を実施しました。その結果、被験者の記憶力は40〜60歳の成人並みに改善されており、実験直後の記憶力は3ヶ月後にも維持されていました。

カリフォルニア大学バークレー校がこの被験者たちの脳をMRIで観察したところ、訓練を受けた人の脳には脳細胞の活動を不活発化させる代謝低下の兆候がみられませんでした。また、記憶や集中力に関わる脳の領域である右頭頂葉などの活動が活性化していました。一方、対照グループとして同期間に新聞を読んだりオーディオブックを聞いたりビデオゲームをさせられた被験者の脳には、代謝低下の兆候がみられました。

メルゼニック博士はこれまでの研究から、**記憶力だけでなく視覚から得た情報を処理する能力、目的に向けて意識を集中させる能力や意志決定を司る前頭葉の執行機能、運動能力も訓練の仕方次第で維持、向上が可能だとしています。**メルゼニック博士の会社は2005年にポジット・サイエンスと社名を変え、研究の成果を活かした一般人向け脳トレ・プログラムを開発、BrainHQという脳トレのアプリも市販しています。

速歩きやジョギングで認知力を向上させる

運動が脳の健康を守るために役立つことは先にも述べましたが、**ジョギングや速歩きには頭を良くする効果もあることが証明されています。**同じ環境に留まって行う運動とは異なり、ジョギングや速歩きをしている最中には、身体を動かしているだけではなく、周囲の環境がスピーディーに変化し続けます。そのために、感覚器から得た五感の情報を処理して認知する機能に関わる脳の領域が刺激され続けるため、認知力を高める脳トレにもなるというわけです。

ジョギングにより、学習と記憶に重要な脳領域である海馬の歯状回という部位が刺激され、神経細胞の新生が促進されることを示唆した研究結果もあります。ジョギングにあたる運動をマウスに強いた実験では、神経細胞の新生は歯状回の腹側ではなく背側で3倍増加していたということです。この実験により、ジョギングはシータ波の生成にとって重要な脳の領域とみられる尾状ー内側被殻、皮質下内側中隔、上ー内側乳頭核などの活動を活性化させることが分かりました。シータ波は、空間記憶を処理したり瞑想している最中の脳で顕著になる脳波と考えられています。研究者によればジョギングを習慣にすれば、海馬の神経細胞の新生と神経回路の再編成が促進され、その結果として文脈的、空間的、時間的な情報処理の能力が高まる可能性があるということです。

外国語の学習で脳の神経網を増強する

105歳になるまで活発な活動を続けた日本の医師、日野原重明氏は健康な長寿を楽しめた養生訓のひとつとして、新たな知的体験としての外国語の学習を挙げていました。米国の脳神経科学者も、「家でも気軽にできる脳のアンチエイジング対策」として外国語の学習を奨励しています。

新しい言語の学習には外国語を理解できるようになること以上のメリットがあります。新しい言語の学習は、問題解決のスキル、創造的思考力、読解力、記憶力、マルチタスクの能力の向上に役立つので、年齢には関わらず脳にとってのメリットが多い活動とされているのです。

ドイツ語を学ぶためにアメリカやカナダからスイスに来た留学生10人を対象にした2012年のスイスのベルン大学などの研究例では、留学生が5ヶ月間、集中的な語学学習のトレーニングを受けた後に行った文法と語彙のテストの結果、留学生のドイツ語の言語能力は向上しており、それに伴い、脳内の灰白質の密度も増加していました。研究者によれば、灰白質には言語、注意力、記憶、感情、運動能力を司る領域が含まれており、灰白質の密度が高まれば、機能性も高まるということです。

2012年に発表されたスウェーデンのルンド大学などの研究でも、新しい言語を習得することで、灰白質の密度が高まり、神経可塑性が高まるという見方を支持する証拠が見つかっています。この研究では、スウェーデン軍諜報安全保障センターで従軍通訳となるためにそれまで学んだことのない外国語（4人はアラビア語、8人はアフガニスタンの公用語のひとつのダリー語、2人はロシア語）の集中研修を受けた16人の成人を研究対象とし、研修の前後に撮った脳のMRIの画像を比較しました。その結果、研修後には脳の左半球の前頭葉の外側面の分3の1を占める左中前頭回、左下前頭回、左上側頭回の皮質の厚さが増大していました。また、長期的な記憶の想起に重要な役割を担う海馬の体積も増加していました。外国語の習得に苦労した通訳候補生ではとくに、中前頭回の灰白質の増加が顕著だったということです。灰白質の密度だけではなく、海馬の体積も増加していました。

２０１９年に『コグニティブ・ニューロサイエンス』誌で発表されたダートマス・カレッジの研究報告は、外国語の学習が人生の後半にある人々の脳に与える効果を調べたものです。この研究では59‐79歳の被験者26人に短期間の外国語を学習させ、その前後に行った総合的な神経心理学的検査で全般的な認知力、短期・長期記憶、注意、言語アクセス、実行機能を測定、比較しました。その結果、**右下前頭回、右上前頭回、左上頭頂小葉の機能上の結合性が増大しており、全般的な認知力の改善がみられました。これは健康な高齢者においては短期間の語学学習で脳内の神経網が再構築できる可能性を示唆しているということです。**

２０２１年には、2ヶ国語を喋る家庭で育つことは脳にとって大きなメリットになる、とする研究報告が『サイエンティフィック・レポート』誌に発表されています。これは英国のアングリア・ラスキン大学が行った研究で、2ヶ国語を喋る家庭で育った人は、視覚的な注意力に長けることが示唆されたものです。この実験では、幼い頃にバイリンガルになっていた人と大人になってから第2外国語を習得した人の脳の違いをみるために、両グループに画像の変化を指摘させるテストをしました。その結果、幼い頃にバイリンガルになっていた人たちは、より素速く見せられている画像の一部の微妙な変化を検知できました。また注意力のコントロールにも長け、より素速く、ひとつのことから次のことに焦点を移し、意識を集中させることができていました。

この研究を行ったディーン・ドゥスーザ博士は、以前に行った研究により、バイリンガルの家庭に生まれた赤ちゃんは、より素速くより頻繁に視覚的に注意を向ける焦点を変えることで、素速く切り替わる言語環境に適応していることを発見していました。つまり、口の動き、顔の表情の変化、微妙な仕草といった複数の視覚情報の分析が多国語の学習を助けているということです。ドゥスーザ博士はその後続研究として行った実験の結果をみれば、バイリンガル環境で幼い頃に発達させた視覚情報の変化を素速く察知する能力は、大人になっても脳内に維持されているとしています。

複数の言語が脳内でどう整理され記憶されるのか、その仕組みは複雑でまだ解明されていませんが、2002年に発表されたデンマークと米国の大学の共同研究などにより、バイリンガルには**出来事の記憶をその出来事に関わったほうの言語で思い出せる能力がある**ことは分かっています。また、ランカスター大学の研究者などが2015年に『サイコロジカル・サイエンス』誌で発表した研究報告によれば、**バイリンガルはそのときに使用している言語に応じて、ふたりの人間のように意識や態度を切り替えて行動している**ことが分かりました。この研究では英語とドイツ語の言語能力があるバイリンガルの大学生に対し、英語またはドイツ語で会話している間に「人がスーパーマーケットを出て駐車場を歩き車に乗るまで」といった日常行動のビデオを見せ、見た内容を描写させる実験をしました。すると英語を喋っている間には「女性が歩いている」といったある点に視点を絞った答えとなる一方、ドイツ語で喋っているときには、より視点が広がり、女性がスーパーマーケットを出て駐車場を歩き車に乗るまでの様子を描写しました。この結果から研究者は**「人が何に気づき、どのように周囲の世界を見るかに関して、言語が明らかに大きな影響を及ぼしていることを示しており、言語が私たちの思考を形成していることに疑いの余地はない」**と述べています。またバイリンガルが英語で話し書く作業をしている最中に、ドイツ語で邪魔をする、といった実験から、**バイリンガルの脳内では、ふたつの言語を使い分けてより効率良く考えられる**ように、その時に使っていない言語もバックグラウンドではアクティブになっているため、それがブレイン・パワーのプラスになっていることが分かったそうです。

いずれにせよ、新たな言語の習得と記憶にはより多くの脳の部位を動員することになるので、頻繁に学習するほど、その刺激で脳を多角的に発達させるチャンスが増えることは確かなようです。

音楽の演奏で脳の可塑性を促進

フォーレスト・アレンさんは高校3年生のときにヘルメットをつけずにスキー・ボードで転倒、脳に深刻な損傷を受けて昏睡状態となり、医師には意識を回復する可能性は極めて少ないといわれました。12日間後に意識は取り戻したものの、声はまったく出せず、自力で呼吸するのもやっとで身体も自由に動かせない状態でした。指を少し動かせるようになったアレンさんは、中学時代の恩師として以来親交を保っていた音楽教師トム・スワイツァーさんに助けを求めるメッセージを送りました。ちょうど音楽療法士になるために大学院に通っていたスワイツァーさんはさっそく病院に駆けつけ、音楽療法で呼吸の仕方から始まり、声の出し方、言葉の出し方の訓練に付き添いました。アレンさんや彼の母親によれば、3年半かかったものの人と会話ができ、高校に復学できるまでに回復できたのは音楽療法のお陰だということです。

これはワシントン・ポスト紙を始めアメリカの多くのメディアで報道された2014年の例ですが、アメリカではこのように、事故などで脳に深刻な損傷を受けた人が、音楽療法によって奇跡的な回復を遂げた、とされる例は珍しくなく、事故の損害賠償請求を専門とする法律事務所のサイトなどでも、クライアント向けのリハビリ情報として、音楽療法を紹介しています。

音楽療法が、脳の損傷で失われた記憶力や認知力の回復にも役立つことは、fMRIなどによる脳の活動の観察からも確認されています。**記憶力回復の訓練として、普通に話し言葉で単語を読むと、左脳のみが活性化されますが、単語のリストをメロディーに載せて読むと脳の両側の側頭葉と前頭葉も活性化される**のです。また歩行訓練の際にも速いテンポの音楽を聞かせると歩行のスピードが早まるということです。

先には意識的な速歩きでパーキンソン病の進行を劇的に抑えた男性の例を紹介しましたが、ギターのレッスンがパーキンソン病の症状の改善に役立つ、とする最新の臨床研究結果もあります。これはジョンズ・ホプキンス大学が2022年に発表したもので、**26人のパーキンソン病患者に**

6週間にわたるギターのレッスンを受けさせたところ、自己申告による患者の心理状態と生活の質（QOL）が改善されただけでなく、キーを打ち間違えずにタイプする、といった運動神経にも明らかな改善がみられました。しかし、レッスンをやめて6週間後に再度調査したときには、生活の質は下がってしまいました。音楽療法の効果を維持するには、継続的な刺激が必要であることも分かったということです。

音楽やサウンドを聴くことで脳の可塑性が刺激されることは第2章で紹介しましたが、近年になって音楽の演奏という活動が人の脳に与える影響についての科学的検証も盛んに行われるようになっています。とくに楽器の演奏の練習を長年にわたり日課にする音楽家の脳には構造的・機能的な変化が起こり、音楽家でない人との間に認知力の差異が生じる可能性も示されています。

繰り返し述べてきたように、脳は機能の需要に応じてそれに必要な脳内の領域を発達させ、神経細胞を増強させていくようにできていることが分かっています。音楽を演奏したり作曲するという能動的な活動には、新しい情報を学び、記憶する能力、集中力と注意力、また楽器の演奏に必要な身体活動を支える優れた運動能力が必要なので、それを繰り返し行うことは脳の可塑性を促進する良い方法だといえるのです。幼少期に音楽を学んでおけば、加齢に伴う認知機能の低下を防げる可能性も示唆されています。

音楽家の脳の構造を調べた1995年のドイツの研究では、**音楽家の脳は楽器の演奏とは無縁の人に比べて、脳梁の前部がかなり大きく、演奏の訓練を早く始めるほど大きくなっている**こと

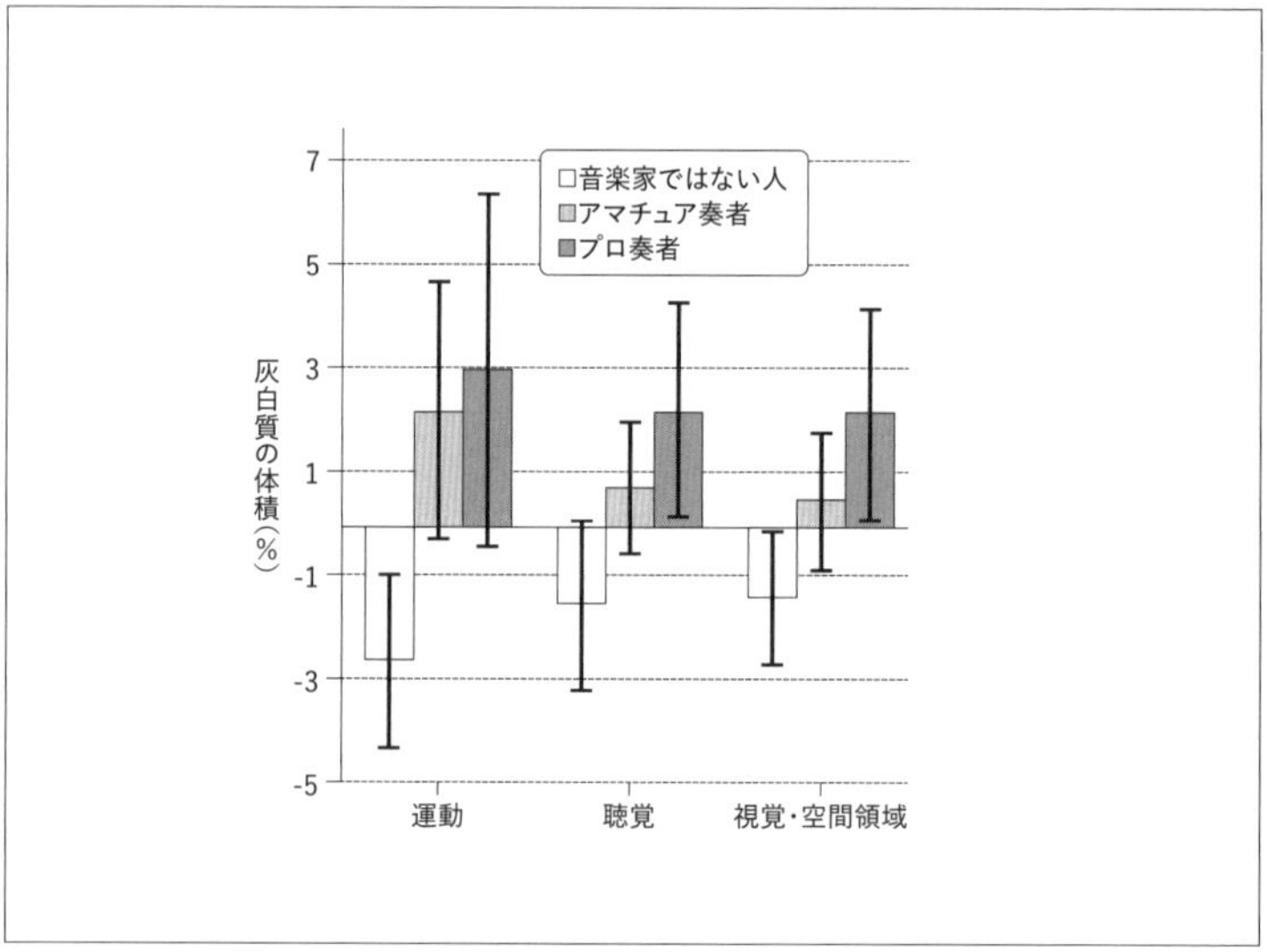

が発見されました。この脳の構造上の差異の理由について、音楽の演奏には複雑な両手の運動を伴うので、それを支える能力の基盤として、脳の半球間のコミュニケーションの増大が必要だからだろうと研究者は指摘しています。

２００３年に発表されたハーバード大学医学部の研究では、プロとアマチュアのキーボード奏者と音楽家ではない人の脳を比較しています。その結果、プロのキーボード奏者の脳は、対照グループと比較して、運動、聴覚、視覚・空間領域に関わる灰白質の体積が大きかったということです。長期的な技能習得と、その技能の反復練習に対応する脳の構造的な適応だと研究者はみています。

幼少期、青年期、成人期におけるピアノの練習が与える脳の白質への影響を調べた研究もあります。ピアニストの脳はピアノを弾かない人の脳と比べると、大脳皮質の運動野から脊髄を経て骨格筋に至る皮質脊髄路の組織がしっかり構成されていました。また、各年代ともに練習の量が多いほど、脳の異なる領域の皮質脊髄路の組織化が進んでいました。研究者はピアノの練習がもたらす脳の白質の可塑性は、それが関係する皮質脊髄路がまだ成熟していない時期に誘発されるとみています。

子ども時代のピアノ・レッスンが脳の構造に与える影響に関する研究報告も複数あります。たとえば北京大学の研究によれば、3歳から15歳の間に少なくとも1年間、ピアノ・レッスンを継続したことがある19歳から21歳の漢民族系中国人の脳をＭＲＩで調べた結果、7歳以前にピアノのレッスンを始めると言語能力と実行機能を司る領域の体積が増すらしいことが分かりました。また２０１３年にはモントリオールのコンコルディア大学の研究チームが、7歳以前にピアノのレッスンを始めると脳の両半球の感覚運動野をつなぐ神経接続が強まる、と発表しています。

ｆＭＲＩを使った２０１１年のドイツのウルム大学の研究では、音楽家と音楽を演奏しない人に楽器を見せ、概念的な理解を求めたところ、音楽家の脳でのみ、上側頭溝の聴覚連合皮質と隣接領域、右側頭溝、上側頭回後方および上側頭回上部、中側頭葉の活性化がみられました。

この実験の結果は、意識を集中させて演奏の練習をすることや楽器を使うことで、概念に関わる脳の神経細胞のネットワークと、聴覚を認知する機能の神経細胞のネットワークの間に、神経細胞の接続が生まれる証拠だと研究者はみています。

絵を描くことでも認知力が向上する

脳性まひの子どもの多くにとっては、言葉をうまく発音できない、という構音障害が大きなハンディキャップになっています。そうした問題を抱える14人の子どもたちに絵を描くアートセラピーを受けさせたところ、子どもたちの話す能力が4ヶ月で著しく改善された、という報告があります。これは2010年に発表されたポーランドの大学5校による共同研究の結果で、アートセラピーを受けた子どもたちでは声の大きさ、テンポのコントロール、話すときの間《ま》が改善され、流暢さも向上したと報告されています。研究者によれば、アートセラピーは、子どもたちを学習プロセスや新しい行動をとるために欠かせないリラックスした創造的な環境に導き、子どもたちに自信と誇りを与え、セルフイメージを改善する役にも立つのです。

このように、絵を描いたりする芸術活動を活発に行うことも脳に良い刺激となり、脳の可塑性を促進することが科学的に証明されています。芸術的な探求によって脳に新しい神経回路が構築でき、既存の神経回路の接続も強化されるので、創造性を高めるだけではなく、全体的な認知機能の向上につながる可能性があるのです。

2015年にアメリカのダートマス大学が発表した研究では、一般学生を比較の対照グループとして、デッサンや絵画の手法を学ぶ美術学部の学生の活動と脳の違いを調べました。また、視覚を伴う芸術活動を行う際に重要となる創造的認知、知覚、知覚から行動への変換という認知の3つの側面の脳の活動についても調べました。

その結果、**デッサンや絵画の手法を学ぶ学生は、知覚能力やそれに関連する脳の神経活動に関しては対照グループと比べて大きな差異はありませんでしたが、脳の前頭前野の白質を再編成することによって創造性を高めていることが分かりました。**さらに、美術学部の学生の脳の活動の分析から、人物をスケッチする能力は、観察することで向上することが発見されました。描画という作業をする活動が、皮質および小脳の活動を誘発するのです。つまり、創造的認知を可能にし、知覚運動の統合を媒介する神経回路の可塑性が、視覚的な芸術能力の向上を可能にしていることをこの研究は証明したことになります。それは逆に、視覚芸術に取り組むことで、そうした神経回路の発達を導けることも示唆しているのです。

また2021年にはアメリカのオーボン大学が、観察に基づいてスケッチする能力がどんな脳の反応として表れるかを調べた研究結果を発表しています。この研究では、光源、色調、描線のバリエーション、線遠近法について学ぶ16週間の写生のコースの開始時と終了時に、美大生の脳の活動の様子をfMRIで観察し、一般学生の脳内活動と比較しました。

その結果、美大生の写生能力は、訓練後に光源、線変化、線遠近法の分野で大幅に向上しており、描線のバリエーション、線遠近法、色調に関する作業では、脳の機能的な変化が認められました。

また全脳解析の結果、前頭前野や小脳を含む広範な領域で、機能的な変化が発見されました。

注意、意思決定、運動制御、トップダウン制御、視覚情報処理、ワーキングメモリなど、認知の処理に関わる脳領域の活動が、いずれも写生の訓練により活発化していたのです。研究者によれば、この研究は芸術の訓練による脳の機能的変化を初めて示したものであり、美術の実践が教育や精神衛生学にもたらすメリットも示唆しています。

読書の意外な脳効果を活用する

読書に関わる脳の領域は言語能力や記憶に関わる部位だけではないことも分かっています。

ミシガン州立大学准教授で18世紀文学専門の文学者のナタリー・フィリップス博士は大学院生だった2012年にスタンフォード大学の神経科学者と組んで、小説を様々な方法で読み、その最中に脳の働きがどう変わるかをfMRIで観察する実験を行いました。

この研究では文学部の大学院生にまず、小説『ジェーン・エア』の一節をざっと読み飛ばすように求めました。次に細心の注意を払いながら精読するように求め、脳の活動に何か違いが起こるかを調べました。その結果、**学生が小説を精読している最中には、運動や触覚に関係する複数の異なる脳領域が活性化している**ことを発見しました。つまり、**小説をしっかり読み、その物語の世界に没入している人は、小説の登場人物の行動や感情を能動的に疑似体験しており、そのために登場人物が感じている感情や行っている活動に関わる脳の領域が読者の脳でも活性化される**

のです。フィリップス博士によれば、精読の仕方を学べば、人は読書により認知力を高め、集中力の調整の仕方や新しい脳の領域の使い方も学べるというわけです。

米国タフツ大学の発達心理学者で読書の研究者のマリアン・ウルフ博士によれば、小説を読んでいる間にその読者の脳は、他人の意識も能動的にシミュレートし、他人であることの本当の意味もほんの少し体験することになります。したがって、読書はエモーショナルＩＱとも呼ばれる共感力を育てるための優れたトレーニングにもなるのです。

さらに、エモリー大学とヨーク大学の共同研究により、体性感覚皮質と呼ばれる触覚を司る脳の領域の神経回路が、質感に関する表現を読んだときに活性化されること、また、運動に関する描写を読んだときには運動に関わる神経細胞が活性化することも発見されています。たとえば、**小説のヒロインがはいている絹のスカートについて描写された一節を読めば、触覚に関わる領域が活性化され、ヒロインが馬車から降りるときにつまずき、立ち上がって若くて気まぐれな恋人を追いかけて走るという一節を読むと、運動皮質の運動を司る脳の領域に加えて、ヒロインが感じているはずの複雑な心境に対応する多くの感情に関わる脳の領域も同時に活性化される**のです。

研究者によれば、注目すべきは、こうした読書による脳の刺激効果は、どっぷりとその本の世界に没入するような読書でしか生まれないということです。情報収集目的で読み飛ばしたり、他の作業をしながら、または他に気を取られながら文字を追うだけの読書では、内容を理解することはできても、多く脳の領域を活性化させることはできないし、共感力も高められないということとなのです。

ミラー・ニューロンで他人から良い影響を受ける

赤ちゃんは生まれて間もない頃から、人の物まねをしようと試みだします。赤ちゃんの前で舌を出せば、赤ちゃんも同じように舌を出そうとしますし、口をパクパク閉じたり開けたりすれば、赤ちゃんも真似します。これが単なる反射的な反応でないことも分かっています。乳児のいる部屋に大人が入ってきて玩具を手にして遊んでから部屋を出ていくと、乳児は大人がしたように玩具を手にして遊ぼうとしますが、部屋に入ってきた大人が不機嫌な態度で玩具と遊んだ場合には、乳児はその大人の真似はしない傾向があるのです。これは、**乳児の脳にすでに他人の行動や意図を読み取り、協調するか否かを決める社会性、対人関係に必須の認知機能がある証拠で、ミラー・ニューロンと呼ばれる脳内の特殊な神経細胞の働き**だと考えられています。

人には他者の行動を見ただけで自分自身が行動したかのように生成・強化される脳の神経細胞があるのです。１９９０年代にイタリアの研究者がサルの脳の研究中に腹側運動前野と下頭頂小葉で偶然発見した神経細胞で、鏡のような働きをすることから、ミラー・ニューロンと名づけられました。

研究者によれば、このミラー・ニューロンは他者が故意に行った行為にのみ活性化され、他者の行動の意図を理解し、対応として必要な反応を起こすという特徴があります。たとえば、満足気に眠る赤ちゃんや、楽しそうに笑っている人々を見ると、多くの人の場合には自然に微笑みが浮かびます。また、意気消沈している人の話を聞いていると、その内容が自分には無関係な事柄でも気分が落ち込んできたりします。こうした、いわば**感情の伝染はミラー・ニューロンの働きによる**とも考えられるようになっています。

ミラー・ニューロンという名が定着したものの、他者の意識の状態を反射するのではなく、スポンジのように吸収するのだそうで、こうした脳の神経細胞をスポンジ・ニューロンと呼ぶ研究者もいます。いずれにしても、人の脳は常に他者や社会からの影響を受けていることから、脳神経科学者は、脳は社会的臓器といえると考えています。

カリフォルニア大学サンディエゴ校の教授でミラー・ニューロンを研究してきたV・S・ラマチャンドラン博士によれば、他者の行為を見ながら、私たちの脳はミラー・ニューロンを使ってその行為を仮想体験し、他者の行為の意図を推察してそれを社会での自分の行動に役立てていることから、ミラー・ニューロンは文明の基盤といっても言い過ぎではないとのことです。

ラマチャンドラン博士はミラー・ニューロンの機能障害が自閉症スペクトラムのいくつかの症状に影響しているという仮説も立てており、自閉症スペクトラムの人々の多くが社会参加を苦手とする要因になっているとみています。

スペクト検査などによる脳の詳細な造影画像診断で数万人の脳の構造、機能と脳の健康状態の関係を調べてきた精神科医のダニエル・エイメン医博は、他人との交流や社会参加が脳にとって良い刺激になるとしていますが、**ミラー・ニューロンの存在もあり、どんな友人や知人と付き合うかによって、脳は良くも悪くも変わると警告しています。**つまり善良で健全なライフスタイルや趣味をもつ人々と会食したり、一緒にスポーツや旅行をすれば、脳の良い刺激になりますが、不健康な食生活や習慣をもつ友人と付き合っていれば、ついつい、つられて深酒したり、禁煙も守れなくなったりします。また、物の見方が悲観的、または批判的で、会って話した後で良い気分になれない人とは、脳のためにも付き合わない方がよいということなのです。

ビデオゲームも使いようで良い脳トレになる

ビデオゲームには熱中し過ぎれば報奨（快感）を求める脳の神経回路を強化してしまい、依存症を引き起こす危険があることは以前から指摘されてきました。その一方では、視覚的、聴覚的刺激を伴うビデオゲームを利用して、脳の可塑性を良い方向へ促進することもできることを示した研究結果もあります。

２０１８年に『フロンティアーズ・イン・ヒューマン・ニューロサイエンス（Frontiers in Human Neuroscience)』誌に掲載されたスペイン、ドイツ、カナダの大学の共同研究報告が、脳トレとしてのビデオゲームの効果を検証しています。

この報告によれば、ビデオゲームには認知に関わる複数の領域を強化する効果があるとする研究報告もある一方で、良い効果はないとする研究報告も複数あります。しかし、これまでに発表された研究論文を総合評価すると、ビデオゲームが注意力、認知の制御、視覚認識と空間ナビゲーション、認知的作業負荷、報奨システムの処理に作用するのは確実です。**一方、ビデオゲームが脳に与える効果はゲームの種類によって異なり、音楽やリズムを取り入れたビデオゲームが運動能力、認知力、言語能力を向上させる、とする研究報告もあります。**

2015年にカリフォルニア大学アーヴァイン校のクレイグ・スターク博士らの研究チームが発表した研究では、普段はビデオゲームをしない大学生の被験者を1日30分間、2週間にわたって、複雑な3Dの仮想空間のゲームをするグループ、シンプルな平面の2Dゲームをするグループ、ビデオゲームをしないグループに分けました。そして、実験の前後に複雑な学習と記憶に関わる脳の領域である海馬の働きの目安となる対象認識記憶テストを実施しました。

その結果、**3Dゲームを続けた学生の記憶力は実験前と比べて12%向上していましたが、2Dゲームを続けた学生には変化はみられませんでした。**研究者によれば、この違いは3Dゲームには空間的な情報がより多いこと、また作業がより複雑なため、より多くの情報が学べることによるだろうと推測しています。しかし、3Dゲームが人工的な3D環境によって記憶力を高めるのか、それとも、3Dゲームは2Dゲームよりも没入感が強く複雑なため、より海馬への刺激が強いのかは不明だとしています。

いずれにしても、記憶力における12％の違いは、ちょうど45歳から70歳の間に加齢で人が失う記憶力の割合に相当するそうで、**加齢による認知力低下への対抗手段として3Dのビデオゲームが有効である可能性**も今後の研究課題だとしています。

実際、ビデオゲームがもたらす認知症の予防効果は、高齢医療の専門医もとくに注目する研究分野です。**2016年にスペイン国立遠隔教育大学が結果を発表した実験では、健康な高齢者に市販の脳トレ用ビデオゲームを1回1時間、合計15回させたところ、脳のパフォーマンスは大幅に向上し、視覚空間の短期記憶とエピソード記憶（宣言的記憶の一部）の能力も向上、実験直後の記憶能力は3ヶ月も維持されていました。**

2021年に『ビヘイビアル・ブレイン・リサーチ』誌で発表されたカリフォルニア州立大学アーヴァイン校の研究は、脳の老化によりすでに海馬の機能の低下がみられる高齢者の記憶力や認知力の向上に市販のビデオゲームが役立つかを調べたものです。60歳から80歳の高齢者を被験者としたこの研究では、スーパー・マリオ・3Dワールドのような3Dのゲームは、ソリティアのような2次元のゲームよりも効果があるかもしれないという仮説を立てつつ、アングリーバードのようなダイナミックな平面プレイのゲームの効果も調べました。被験者に毎日30〜45分間、特定のゲームを4週間プレイしてもらい、実験期間中とゲームプレイをやめた後の4週間後に記憶力と認知力をテストしたのです。

その結果、**記憶力や認知力の改善に最も優れた効果がみられたのはスーパー・マリオ・3Dワー**

ルドでした。4週間にわたってスーパー・マリオ・3Dワールドで遊んだグループはソリティアで遊んだグループと比べ、海馬が関わる記憶力の向上効果がかなり高いことが分かりました。アングリーバードで遊んだグループは最初の2週間では記憶力の大きな向上効果があったものの4週間、8週間後には大きな変化はありませんでした。また、スーパー・マリオ・3Dワールドとアングリーバードのふたつのゲームで遊んだグループは、被検者の総合的な認知力をみるテストの成績が向上していました。このテストは、複雑な絵柄をまず写生し、次に記憶から描き直すことで視空間能力、記憶、注意、計画、ワーキングメモリと執行機能の働きをみるものです。つまり、特別な治療目的で開発された脳トレゲームではない市販のビデオゲームも、高齢者の認知力の維持、向上に役立つ可能性があるということなのです。

第5章　子どもの頭をよくする7つの法則　ポイント

- 自分の好みの型にあてはめようとせず、可能性を広げやすい環境を整える。
- 生後数か月から話しかければ脳神経回路が構築でき、語彙力や読解力が上がる。
- 子どもが「なぜ?」と聞いたら、面倒がらずによく説明すること。
- 叱る際には、「悪い子だ」と言わず、行動や態度が良くなかったことを説明する。
- 親自身が、子どもに真似されるように良い見本になることを心がける。
- 赤ちゃんのうちから、いろいろな言語、人種の人に会わせ、多様性を認知させる。
- 子どもが新しいことをしようとしてうまくできなくても、すぐに助けない。

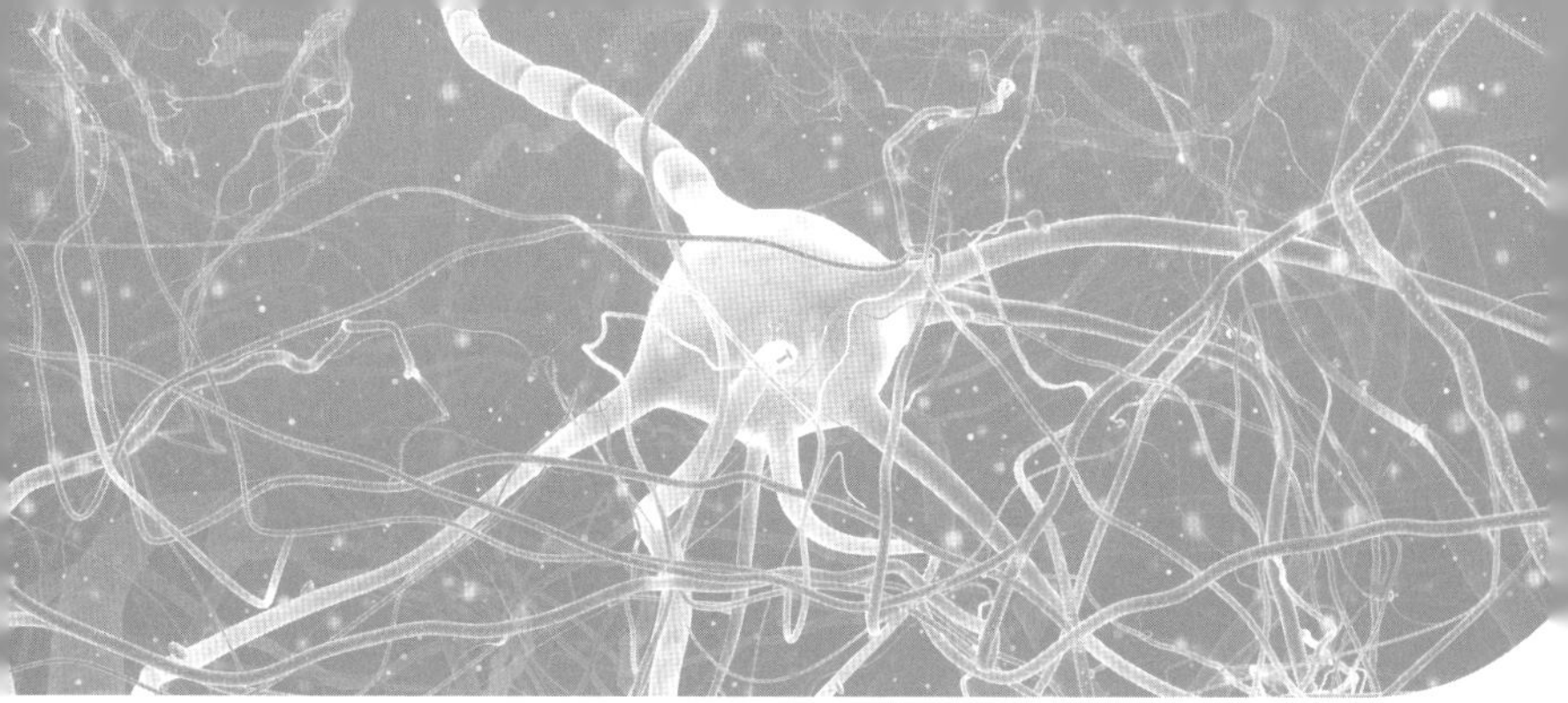

第6章

瞑想、マインドフルネスは優れた脳トレ

優れた発想力と不屈の精神でITや起業家の世界では神様のように崇められていたアップル社の創始者、スティーブ・ジョブズや、『エレファント・マン』、『ブルーベルベット』といった独創的な作品で知られる映画監督のデヴィッド・リンチが瞑想を日課にしていると語ってその神話性を増したのは一昔前のこと。**今のアメリカでは、企業人の間でもハリウッドのスターたちにとっても瞑想やマインドフルネスの実践は、ジムに通うのと同様の、人に誇れるライフスタイルとして受け入れられています。**ストレスを軽減して心身のフィットネスに役立つリラクゼーション効果はもとより、想像力、創造力を高めてくれる成功の秘訣とみなされ、**シリコンバレーやシアトルのIT企業では、社員が勤務時間にも利用できる瞑想室が、オフィスの標準装備になっています。**

40年以上にわたって瞑想を日課としてきたと伝えられているのは「スター・ウォーズ」の生みの親の映画監督、ジョージ・ルーカス。映画「スター・ウォーズ」でヨーダやジェダイが駆使する超常的なパワー、「フォース」も、実は修行に時間を費やし瞑想をマスターすることで到達できる純粋な意識の状態の暗喩だとも言われています。

より保守的な米企業界でも、瞑想やマインドフルネスはビジネス・リーダーにとって有益な日課とみられるようになっています。米自動車工業の大手で苦境に陥ったフォード・モーター・カンパニーの再建を果たしたビル・フォード会長も2013年の『ハーバード・ビジネス・レビュー』誌の記事で「最も暗い日々をやり過ごせたのはマインドフルネスを実践したおかげ」と語っています。

瞑想には脳を変える力がある

かつて瞑想は、概して精神修行や宗教行為、または東洋思想に傾倒した人が行う特殊な行為とみられていましたが、カウンターカルチャーがもてはやされた１９６０年代頃から欧米では禅、チベット仏教、ヒンズー教がベースとなったヨガなどが一般社会にも普及しました。そして、瞑想を科学的な研究対象としたり、**自ら瞑想を日課にする心理学者や脳科学者、物理学者が登場し、それによって、瞑想には健康の維持向上や病気の治癒にも役立つ効果があることを数値や臨床例で示した研究報告も増えました。**

さらに近年では、脳の画像診断技術が発達して瞑想の最中の脳の働きや変化を観察できるようになったことで、瞑想の効果は単なる気分的、心理的なものではなく、実際に脳の可塑性を刺激し、脳の構造や機能を変える効果があることが証明されています。

瞑想中には頭は休んでいると思われがちですが、実際には瞑想の大きな利点のひとつは、注意力と集中力に関わる脳の機能が向上することだと言われています。

カリフォルニア州立大学サンタバーバラ校の２０１３年の研究報告によれば、**大学院受験生に２週間の瞑想を日課にさせた後に、受験の共通テストであるＧＲＥを受けさせたところ、読解力**

のテストの成績や、短期記憶力が向上、また試験中に気が散ることも少なくなっていました。研究者によれば、人類の脳は常に様々な思考や感情の処理で忙しいので、雑念を払うにはしっかりした集中力と注意力が必要です。そのため多くの瞑想では雑念を払うために対象物、アイデアや活動に注意を強く集中させるといったテクニックが利用されていますが、受験生にとっては、それが集中力と記憶力を強化させる脳トレの役割を果たし、認知力の向上に役立ったということです。

瞑想には、老化した脳の灰白質の維持を助ける効果があることを示したのはカリフォルニア大学ロサンゼルス校の研究です。この研究では**平均20年間にわたって瞑想を習慣にしてきた高齢者の脳は、瞑想しなかった高齢者と比べ、脳全体の灰白質の体積がより大きいことが発見されました。**高齢の瞑想者の脳も、若い瞑想者に比べると若干の灰白質の体積減少がみられたものの、瞑想してこなかった人の脳ほど体積減少は顕著ではなかったということです。研究者はこの実験により、瞑想には脳全体を網羅する広範囲な領域に影響する効果があることが確認されたとしています。

2012年にはハーバード大学のゲール・デスボルデス博士らが、瞑想による脳の神経活動の変化は瞑想をしている最中だけの現象ではなく、瞑想後も維持できることを実証したと発表しています。この研究では、瞑想中の脳の活動と、瞑想を終えた後に日常的な作業を行っている最中の脳の活動の違いをｆＭＲＩで観察し、比較検討しました。その結果、**瞑想の最中には、感情を**

司る脳の領域である扁桃体の活動が抑制されていましたが、扁桃体の沈静化は瞑想後の日常的な活動の最中にも維持されていました。つまり、感情の揺れの影響を受けにくい落ち着いた精神状態が保てていたわけです。

ちなみに、デスボルデス博士は、ボストン大学の大学院で計算論的神経科学を専攻していた頃に、ストレス解消のために瞑想を試したところ、効果を実感しました。その体験で、何か本質的な変化が自分に起きたという確証を得たことから、瞑想が脳に与える変化のメカニズムの解明を研究することにしたそうです。

瞑想には様々な種類がある

瞑想といえば、座って静止し無心の境地になることだ、という固定観念でみられがちですが、**実際には瞑想の目的もやり方もひとつではありません。正座や胡座が必須なわけではなく、ゆっくり歩きながら沈思黙考するウォーキング・メディテーションもありますし、気功や太極拳もムービング・メディテーションと呼ばれています。**

無心になることを目的とした瞑想にも多くの種類があります。頭に浮かび続ける雑念を払い、意識を集中させるために利用されてきた方策は様々です。

最も一般的なものは、自分の呼吸に意識を向ける瞑想法で、呼吸瞑想とも呼ばれています。具体的な呼吸の仕方としては、単にゆっくりとした深呼吸を続けるものから、吸う息より吐く息を長くするもの、吸う息と吐く息の間で息をしばらくとめるもの、特殊なパターンの呼吸を繰り返すものなど、数多くの呼吸法が奨励され、実践されてきました。

多くの宗教では、マントラや祈りの言葉、賛美歌や楽器を使って特定のリズムを繰り返す瞑想法の伝統があります。これは、呼吸よりも音声やリズムを使って意識を集中させる瞑想法といえます。視覚を使った瞑想法も目を向ける対象は千差万別で、たとえば**真言宗の阿字観瞑想のように、外界の1点に視線を集中させることから始まる観想法もあります。一方、チベット仏教の伝統的な修行で行われる瞑想の多くは、外界を見るのではなく、装飾を凝らした特定の仏菩薩の姿などを内なる目でみる、つまり頭の中で想像し、詳細に思い描けるようになるよう奨励されます。**

瞑想を主な修行とするチベット仏教では、実に多彩な瞑想法を発達させています。呼吸などに意識を集中させることで、心の迷妄を断ち切って安らぎの境地に達するための瞑想法は止観（サマタ、シネー）と呼ばれています。頭に浮かぶ考えや感情を否定も批判もせずに受け入れ、頭の中でありのままに観察し続けていくうちに空《くう》の境地に至ることを目指す分析型の瞑想は、ヴィパッサナー瞑想と呼ばれます。

また、利他の精神、慈悲の心を育てるためのトンレンと呼ばれる瞑想法もあります。トンレンは「与える、受け取る」という意味で、生きとし生ける人すべての苦しみを吸い込むように意図しながら息を吸いこみ、それを愛、智慧、光のエネルギーに変容させて、生きとし生ける人に届けるように意図して息を吐く、という瞑想法です。さらには、**睡眠中や夢の中で行う瞑想まで幅広い瞑想法があり、そのための修行法も確立しています。**

チベット伝統医学の臨床医で、チベット仏教の在家修行僧でもあるニダ・チュナグサング医師によれば、チベット語で瞑想にあたる「ゴン」は、慣れ親しむという意味を持つそうです。瞑想の究極的な目的は悟りを得ることですが、人には体質、気質に応じた向き不向きがあります。瞑想がうまくできないことで苦しんだり、ストレスを溜めてしまえば本末転倒なので、チベット仏教では、個人が無理のない方法で実践できるように、異なる瞑想法が発達したのです。**考え事が好きな人は、無理して何も考えないようにするよりは、分析型の瞑想で考え続ければよいのです。一方、瞑想しようとするとどうしても居眠りしてしまう、というような人のためには、睡眠中に瞑想する方法があり、夢を見ることが得意な人は、夢を瞑想修行に使う方法もあるので、自分に相応しい瞑想法を選べばよい**ということなのです。

このように瞑想といってもその方法もやり方も様々ですが、異なる瞑想が異なる脳の領域に影響を与え、異なる脳の可塑性を促進することも、これまでの研究から明らかになっています。

瞑想の種類や仕方で脳の変わり方は異なる

瞑想にはストレス軽減効果があることは数多くの臨床研究でも実証されていますが、その大きな要因は、ふだんは浅くなりがちな呼吸が、瞑想中には深くゆっくりとしたペースになることのようです。プラナヤーマと呼ばれるヨガの呼吸法には自律神経の働きを変える効果がある、とした研究報告も２００６年に発表（ジョージア・リージェント大学などの研究グループが発表）しています。ふだんの呼吸よりペースを遅くして、ゆっくりとした深呼吸を続ける呼吸瞑想法を実践している最中には心拍数が呼吸に同期しやすくなり、人を興奮させストレス反応を導く交感神経の活動が低下し、人をリラックスさせる副交感神経の活動が活発になるということです。また、瞑想が心肺機能に与える影響をみるために、意識せずに普通に呼吸している間、頭脳労働中、禅瞑想中、歩行瞑想中の心肺機能の働きの違いを計測したところ、坐位瞑想、歩行瞑想共に瞑想中には心肺同期率が高まることが確認できた、としているのはドイツのヴィッテン・ヘァデッケ大学の研究グループによる２００５年の研究報告です。

瞑想が与える脳の変化が、瞑想法の違いによりどのように異なるのかを調べたのは、ドイツのマックス・プランク人間認知脳科学研究所です。この研究では約３００人の被験者に３種類の異なる瞑想法を３ヶ月ずつ実践させたあとで、被験者の脳と身体への影響を調べました。

この実験で調べられた**「瞑想法1」は注意力を焦点としたもので、自分の身体の感覚や呼吸や聴覚や視覚に意識を集中させる瞑想法でした。「瞑想法2」は、慈愛心など社会感情的資質を養うことを焦点としたもので、愛情、思いやり、感謝といったポジティブな社会的感情と、困難な感情を受け入れ、利他心を育てる瞑想でした。「瞑想法3」は社会認識を高める分析型の瞑想で、**

自分の考え方や人格に気づき、他者の視点から物事をみられるようになることを目的としたものです。瞑想法の2と3では、ひとりで瞑想した後にその日のパートナーと体験を語りあうよう指示されました。

それぞれ3ヶ月後にMRIで被験者の脳を調べたところ、対照群の画像と比較して、瞑想が焦点としたスキルに関係する皮質の部分が厚くなっていました。

たとえば、**注意力を焦点とした瞑想では、注意の制御に関連する前頭前野と頭頂葉の皮質の厚みが増加していましたが、慈愛を焦点とした瞑想では、感情を処理する大脳辺縁系、共感や感情の制御に関わる島皮質前部などの皮質が厚くなっていました。**このような脳の島部領域の増大は、人を思いやる行動の増加を導くとされています。

一方、**社会認識を高める分析型の瞑想では、他者の視点から物事をみる能力をサポートするとみられている領域である側頭頭頂接合部の灰白質が厚くなっており、関連のテスト成績が向上した人ほど厚みが増していました。**この結果をみて、研究者は瞑想が脳に与える効果は、感情を活性化させるもの、認知力を活性化させるものなど瞑想の種類によって異なることが証明されたわけで、取り組む瞑想法を選ぶことで、異なる効果が期待できるとしています。

また各種の瞑想の実践中に脳波のパターンがどう変わるかを調べた実験もあります。その結果、禅瞑想では深くリラックスしている時の脳波のシータ波が増大していました。独自のマントラを使うTM瞑想では落ち着いた気分で覚醒している時の脳波のアルファー波が左脳と右脳で同調して増大しており、脳が全体として働いていること分かりました。また、マインドフルネス瞑想では、知覚が鋭敏になっている時や超能力の発現にも関係すると言われている脳波のガンマ波が増大していました。

瞑想で脳の不要な雑談を抑制する

イェール大学の研究者が近年同大学が発表した研究の中で最も興味深い研究のひとつとして挙げているのが、瞑想が脳のＤＭＮ（デフォルト・モード・ネットワーク）に与える影響を明らかにした研究です。**ＤＭＮは人がとくに何かに意識を集中させたり考えたりせずにぼんやりした状態にいるときに脳が行っている活動に関わる神経回路です。ＤＭＮの働きが活発になると、迷っていることや自分についての想いに意識がいってしまうモンキーマインドとも呼ばれる状態になり、幸福感の低下や悲観の増加とも関連づけられています。**瞑想にはこのＤＭＮを静める効果があることは、それまでのいくつかの研究でも示唆されていましたが、イェール大学の研究で、そのメカニズムが解明されたのです。

２０１１年に米国立科学アカデミーの会議で発表されたこの研究では、瞑想のベテランと初心者を対象に、呼吸に意識を集中させる瞑想法、慈悲の精神を育むために「人々が幸福でありますように」と言った言葉を唱え続ける瞑想法、頭に浮かんだことを観察する分析型の瞑想法という

3種類の異なる瞑想法を実践させ、瞑想をしている最中の脳の活動をfMRIで観察しました。

その結果、**瞑想の種類に関わらず、瞑想経験の脳ではDMNを構成する内側前頭前皮質と後帯状皮質の神経回路の活動が低下している**ことが分かったのです。また、**瞑想のベテランの脳ではDMNの活動が活発になると、同時に自己監視や認知制御に関連する脳領域が活性化することも発見されました。が、瞑想の初心者の脳ではこの変化は見られませんでした。**つまり、瞑想を続けていると、常に「私」という思考の出現や心の迷いを監視し、抑制できるようになるのかもしれないということです。たとえ心が迷い始めたとしても、すぐにそれに対抗する神経細胞の回路が活性化できるため、有害な心境から抜け出しやすくなるのです。

研究者によれば、DMNは注意力の欠如や不安感、注意欠陥・多動性障害、統合失調者などの障害やアルツハイマー病発症の要因とみられるベータアミロイド斑の蓄積にも関わるとみられています。その活動を抑えられれば、さまよう思考、不安や精神疾患に関連する脳の領域を休ませることができるわけです。

マントラ瞑想の脳効果

マントラ瞑想が脳に与える影響を調べた研究はイスラエルのワイズマン研究所が2015年に発表しています。この研究では瞑想経験のない健康な成人を被験者として、「ひとつ」を意味するヘブライ語の「Echad」をマントラとして21秒間にわたって、繰り返し声には出さずに唱え、12秒休んでまた21秒唱えるという瞑想を約８分間続けさせました。対照グループには同じ要領で、同じ言葉ではなくランダムに指示された言葉を声を出さずに唱えさせ、両グループの瞑想中の脳の活動をｆＭＲＩで観察しました。

その結果、**同じ言葉を唱え続けるマントラ瞑想をした人は、マントラを繰り返して唱えている最中に左右の後帯状皮質、前帯状皮質、楔前部、右下頭頂小葉、内側前頭回、島皮質など、多くの皮質領域の活動が低下していました。**重要な発見は、マントラの復唱中には皮質下と皮質全般の活動が休憩中と比べて抑制されていたことで、そうした領域はＤＭＮに関わる部分でもあるということです。

一方、ランダムな言葉を唱える瞑想中の対照グループの脳では、言語処理、言葉の発声の中枢機能とされる左脳のブローカ野、背外側前頭前野、下前頭回など、前頭部領域を中心に活動が活性化していました。つまり**ランダムな言葉を声を出さずに言い続けるときには活性化される脳の言語領域は、マントラの復唱では活性化されない**ということです。この研究ではマントラを復唱した被験者に主観的な感想も尋ねたところ、マントラ復唱中には、休憩中よりも未来や過去についての思い、不快な思い、欲望、自己批評などは頭に浮かびにくかったということでした。

マントラ瞑想のリラックス効果はこれまでの研究でも示唆されていました。が、マントラを唱える習慣のない被験者を対象としたこの研究により、**繰り返し同じ言葉を唱えるという行為自体**

に皮質の活動を広範囲に低下させるリラックス効果があるという神経生理学的根拠が示せたことになります。

また、「オーム」というマントラの脳への影響をみた研究も2011年にインド国立精神衛生神経科学研究所が発表しています。オーム（AUM）とはヒンズー教やチベット仏教の聖音です。人為の特別な意味はなく、チベット仏教では呼吸で息を吸い込む時の自然な音であり、人が持って生まれてきた真言で、その音の波動には心身を安定させ、無の境地へと誘う効果があるとされてきました。

この**「オーム」を繰り返し唱える瞑想をしている最中の脳の様子を観察した実験では、単に安静にしている時と比べて、両脳の前頭葉眼窩、前帯状皮質、海馬傍回、視床海馬などの活動が低下していました。とくに右扁桃体の不活性化が顕著だった**ということです。この研究で対照グループとして「スー」というマントラではない音の発音を復唱させられたグループの脳には活性化も不活性化も起こりませんでした。

つまり、マントラの復唱には脳の皮質の多くの領域、とくに先に述べた、迷っていることや自分についての想いなどの雑念を生むDMNの活動を抑える効果があるので、よりリラックス効果が高いということになります。

また、研究者によれば、「オーム」の復唱による辺縁系の不活性化は、うつ病やてんかん患者への迷走神経刺激治療で記録される変化と類似しています。このことから、オームという発声による振動には、喉を走る迷走神経を強く刺激する効果があることも示唆できるとみられています。

ドイツのマックス・プランク人間認知脳科学研究所では、順調な人間関係や社会生活に欠かせない共感、思いやりという認知力に瞑想が与える影響も調べています。

人類は他者の感情や精神状態を推測したり、他者が自分とは異なる考えを持っていることを理解するという認知力に加え、共感と思いやりという認知力も備えています。脳神経科学上では、共感と思いやりは異なる能力だと考えられています。共感は前向きな感情であれネガティブな感情であれ、他者の感情に共鳴でき、当事者と一緒に感情を分かち合える能力です。一方、思いやりは、当事者と一緒にその感情を分かち合うのではなく、客観的な立場から他者に対して慈愛心を持ったり、他者のことを心配できる能力です。ｆＭＲＩを使ったこれまでの多くの研究により、**他人の感情に共感するには、その感情を自分が体験したことのように感じる神経回路の活性化が必要である**ことが確認されています。

共感度の分かりやすい目安は他人が身体的に感じている痛みを共感できる能力とみられています。そこで**痛みの共感について行われてきた既存の研究例を総合分析したところ、脳の島皮質の前部の一部と帯状皮質前部の特定の領域が、自分が痛みを経験しているときだけでなく、他人の苦しみを身をもって感じているときにも活性化される**ことが分かりました。研究者がとくに注目したのは、他人の痛みを感じている際の脳の活性度には個人差が大きいということでした。また、他人が感じている触覚に共感している際には体性感覚野、快感の場合には内側眼窩前頭皮質、昇進を喜んでいるといった社会的報酬の場合には腹側線条体、味覚や嫌悪の場合には島皮質の前部が活性化する、といったように、共感する対象に応じて活性化する脳の領域が異なることも確認されました。

こうした「社会感情脳」と呼ばれる脳の領域にも可塑性があるのか否か、つまり、他人に共感しやすい脳をつくることが可能かを調べた研究もあります。ウィスコンシン・マディソン大学の心理学者、リチャード・デビッドソン博士らが行った研究で、慈悲心を育てることを目的とした瞑想を長年にわたって日課にしてきた瞑想者と、瞑想初心者の脳を比較したものです。この実験では被験者に苦痛を感じる音を聞かせましたが、その反応として、瞑想のベテランは瞑想の初心者と比べて脳の島皮質の中央部がより多く活性化することが分かりました。

その後続研究としてマックス・プランク人間認知脳科学研究所が行った一連の研究では、瞑想経験のない人々を被験者として、まず最初に、他人の苦しみを描いた短編映画を見せ、その最中の脳の活動をｆＭＲＩで観察しました。次に被験者に慈愛の能力を育てることを目的とした瞑想のトレーニングを数日間受けさせ、その後に再び、他人の苦しみを描いた別の短編映画を見せ、見ている最中の脳の活動を観察しました。被験者にはそれぞれの映像に反応して感じたことも報告させました。

その結果、**数日間にわたって慈愛心を育てる瞑想のトレーニングを受けた被験者は、対照グルー**

プと比べて、喜び、慈愛、感謝の気持ちといった、心身に良い影響があるとされる前向きな感情を増加させていました。脳のｆＭＲＩでも、通常ポジティブな感情にかかわる内側眼窩前頭皮質と線条体にまたがる神経回路が活性化していることが確認されました。研究者によれば、この発見は、数日間の短期間のトレーニングでも、関連する脳の活性化が起こること、その結果として他人への慈愛心は深められることを示唆しています。

しかし、興味深いことに、慈愛心に関わる脳の神経回路は、痛みへの共感にかかわる上述の島皮質前部および帯状皮質前部を含む神経回路とは異なるものでした。そこで、共感トレーニングで刺激される脳の可塑性と、慈愛心を想起する瞑想トレーニングで刺激される脳の可塑性とは、異なるのかどうかを確認するための後続研究が実施されました。

この実験では、**被験者にまず共感トレーニングを行い、次に慈愛心を想起するトレーニングを受けさせました。その結果、数日間の共感トレーニングにより、島皮質前部と帯状皮質前部の活性化が上昇し、主観で感じたネガティブな感情も上昇することが明らかになりました。**

その後に同じ被験者に慈愛心を想起する瞑想のトレーニングを受けさせた後には、主観として感じるネガティブな感情は減少し、前向きな感情は増加していましたが、先の実験結果と同様に、慈愛心のトレーニング後には、再び内側眼窩前頭皮質と腹側線条体を含む神経回路が増加していました。研究者によれば、**社会感情という認知においても、瞑想の仕方を変えれば脳の異なる領域の可塑性を促進させられることがこの研究で証明された**ことになるのです。つまり、**つい自己**

中心的になりがちな人も、慈愛心を想起させる瞑想を習慣とすることで、思いやり深い性格に自分を変えることもできるというわけです。

実際、チベットでは修行僧だけではなく、一般の人々の間でも慈愛心を育てるとされる「オム・マニ・ペメ・フム」というマントラを暇さえあれば唱え続けることが奨励されています。数世代にわたって逆境にあるチベット人の多くが、憎しみや怒りに凝り固まらず、穏やかで慈悲深い心でいられるのは、瞑想の習慣により脳を進化させた結果なのかもしれません。

悟りを目指す宗教瞑想の脳トレ効果

MRIやfMRIなどによる脳の研究を長年専門としてきたトーマス・ジェファーソン大学の脳神経科学者、アンドリュー・ニューバーグ医博は、「人がなぜ様々に異なる信仰や信条をもつのか」が幼い頃からの大きな疑問で、その理由を探るために医大に入ったという変わり種です。

しかし、医大で学ぶ現代科学の知識からは答えを得られないまま、研究の一環として瞑想を自ら実践するようになったニューバーグ医博は、**ある日、一瞬だけ自我が消えて自分の意識が宇宙と一体化して、悟りが開けたように感じました。瞑想や精神修行をする人の間では昔から珍しくない一瞥体験と呼ばれる変容意識です。自分がそれを体験したことに気づき、博士はこの現象を「小さな悟り」と名づけました。**

博士は「小さな悟り」を確かに体験できた自分の脳をしらべてみることにしました。ｆＭＲＩ装置の中で瞑想し、その最中の脳の変化を助手に記録させました。この実験から、小さな悟り体験には、特定の脳の領域の変化が関わっていることを発見しました。瞑想の最中には後頭部の頭頂葉の活動が減少していたのです。

この変化は以前の実験の被験者だった、「宇宙との一体感を強く感じている最中の人」の脳にもみられた変化でした。頭頂葉はふだんは外界から入ってきた感覚情報に基づき、自我意識を形成し、自分と外界の関係を確立する役目を担っている脳の領域とみられてきたので、この領域が不活性化すれば自我の意識が消え自分と外界との境界を感じなくなることは理にかなっていました。

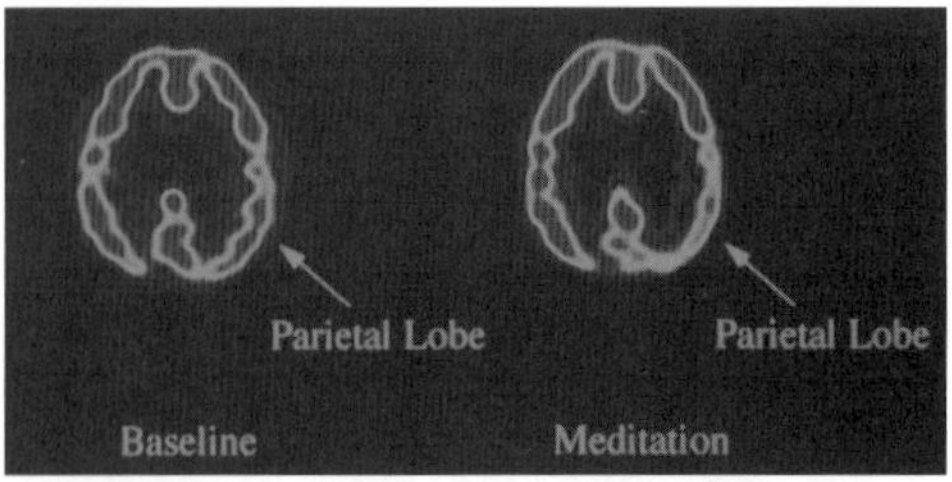

ニューバーグ医博の脳は、瞑想の最中には（右）頭頂葉の活動が減少している。

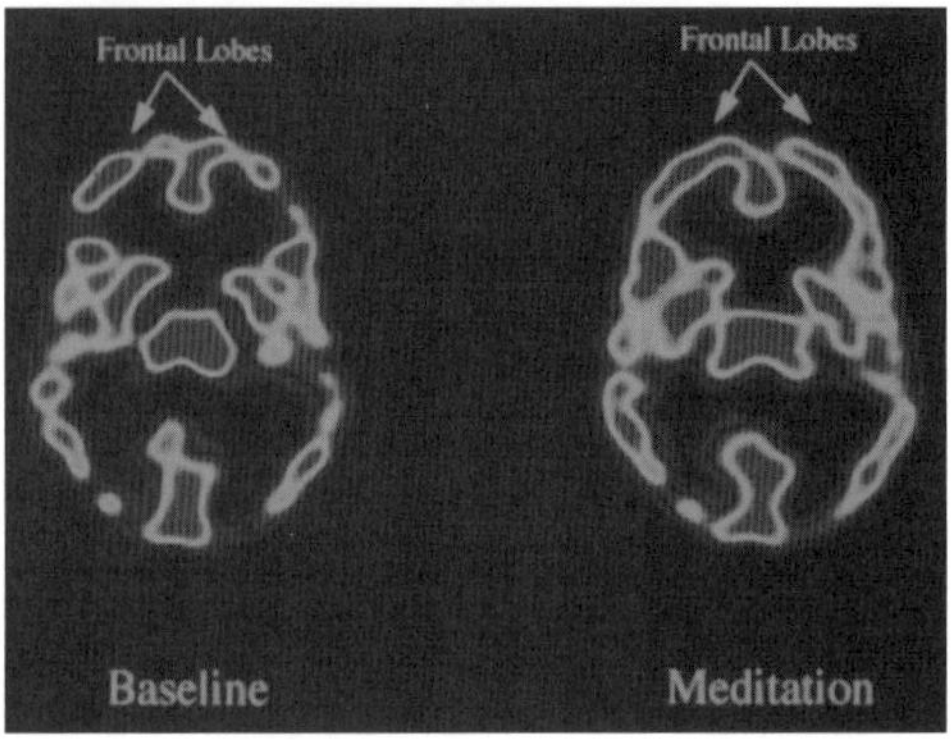

さらに、瞑想中（右）では、前頭葉の活動も減少していることが確認された。

しかし、瞑想中のニューバーグ医博の脳では、もうひとつの、注目すべき変化も起きていました。

前頭葉の活動も減少していたのです。それまでの研究では、祈りや何かひとつの対象に注意を向けるタイプの瞑想をしている最中には、前頭葉の活動が活発化する様子が観察されていたので、逆に瞑想中の前頭葉の活動が不活発になったのは予想外でした。

この実験結果を踏まえて、ニューバーグ医博は前頭葉の活動の低下こそが、「小さな悟り」の意識変容の体験に必須の要素なのではないか、という仮説をたてました。そしてそれを実証するためにキリスト教、仏教、イスラム教、ユダヤ教など様々な宗教の信徒が行う異なる瞑想法や、瞑想的な要素を伴う宗教儀式を実践している数多くの人を被験者として、変容意識と脳の構造や活動の関係を解明する研究を30年以上続けました。その結果、ニューバーグ医博は、今では人の精神性と脳の関係に関する世界的な権威として知られています。

これまでの研究の結論として、ニューバーグ医博は、**個人が持っている信仰や実践する瞑想法の違いには関わらず、その人の脳で前頭葉の活動が急激にかつ大幅に低下した時に意識が変容して「小さな悟り」を感じることが分かったとしています。そうした脳の変化が恒久的になれば、仏教修行者の目標である悟りが開けた状態、「解脱」に至ると考えられます。**

もっとも、一般的な日常生活を送っている現代人の場合には、前頭葉の活動はすぐに再活性化されるので、「小さな悟り」はほんの束の間の脳の変化による意識変容で終わるということです。まさに一瞥で終わるこの体験は、これまでは長年瞑想や精神修行をしてきた人に偶発的に起こる現象とされてきましたが、変容意識は脳の活動の変化の結果であり、宗教や信条にはかかわらず、誰にでも意識的に、意図的に起こせる変化だということです。

ニューバーグ医博によれば、脳神経科学上、小さな悟りの感覚を最も導きやすい脳の変化は、いったん前頭葉と頭頂葉の活動が活発になってから、ともに急激に大幅に低下するというパターンです。まず前頭葉を刺激することでその活動を活性化できれば、意識がクリアーになります。頭頂葉の働きが活発になれば、外界と自分の関係が認識でき、はっきりとした目的意識をもつことができます。また**前頭葉と頭頂葉の活動が活発になれば、ふだん感じがちなネガティブな感情が抑制でき、落ち着いた心境になれます。**そうして脳の状態を整えたあとで、前頭葉と頭頂葉の活動を急激に減少させられれば、自我の意識がなくなり、自己を制御しようとせずに、すべてをなるがままに任せた感覚になる一方で、感情が高まり、至福感を伴う超常的な変容意識を体験できるという仕組みです。

それは高飛び込みでプールに飛び込んだときの感覚にたとえると分かりやすい、とニューバーグ医博は述べています。**プールの縁から飛び込んだだけでも、大気中から水中に一瞬にして環境が変わる違和感はありますが、高飛びで飛び込めば、それだけ違和感も大きくなる**のです。

ニューバーグ医博は、様々な瞑想や宗教儀式に没頭している人の脳の変化を比較した研究から、脳の急激な変化を起こしやすい瞑想法や宗教儀式の特徴が解明できたとしています。fMRIによる脳の観察で、とくに急激で大幅な脳の変化が観察されたのは、キリスト教のペンタコステ派のミサと、イスラム教神秘主義スーフィズムの儀式、またクンダリーニ・ヨガの修行法であるキルタン・クリア瞑想とジャバダッド・クリア瞑想という瞑想法だったそうです。

ペンタコステ派のミサでは、信徒が集い、ゴスペルの音楽を聞きながら歌い踊っているうちに、人々の意識は変容し、意味不明の異言を早口で喋り始め、トランス状態になります。スーフィズムの儀式では、信徒が集いリズミックな音楽の伴奏にあわせてみんなで規則的に身体を前後や左右に揺らしながら、イスラム教の神の名前などを繰り返し唱え続けます。いずれも身体の動きとサウンドが伴う祈りの瞑想儀式です。

クンダリーニ・ヨガの瞑想法はともにサ・タ・ナ・マというマントラを唱え続けるものです。ジャバダッド・クリア瞑想はとても深く深呼吸することを重視する呼吸瞑想法で、瞑想者がマントラの復唱により強い意識を向け激しく復唱するほど、脳の変化も大きくなり、主観的な至福感と神にすべてを委ねる帰依感も強まっていました。

主義信条の異なる人々が行うそうした活動には、いずれも、動きやサウンドや呼吸法を伴う瞑想法や宗教儀式だという共通点がありました。

この他、伝統的な宗教の瞑想法をみれば、仏教のマントラ瞑想でも、ユダヤ教の祈りでも、身体を前後や左右にゆすりながら行う人が多いのは、その方が悟り感に達しやすいことを経験的に学んできた結果とみられます。

ニューバーグ博士によれば、**人が小さな悟りを体験するためには、必ずしも宗教は必要ではなく、動きやサウンドや呼吸法を伴う瞑想を行えば、前頭葉と頭頂葉の働きをいったん活性化させ**

てから急減少させることができ、変容意識を導きやすくなるのです。自分が信じてはいない宗教の儀式や瞑想法を無理に実践しようとすると、脳を混乱させ、瞑想の境地には至りにくくなります。しかし、しばらく気分を良くしてくれる音楽を聞きながらダンスを踊り、その後で静止して瞑想すれば、脳の変化は起こしやすくなるということです。

8週間で脳の構造が変わるマインドフルネス

近年になって脚光を浴び、日本でも普及し始めたマインドフルネスは、米国の心理学者が伝統の瞑想法から学び開発したウェルネス・トレーニングで、意識を集中させる瞑想がベースとなっています。**多様性が重視される米国社会で受け入れられやすいよう、宗教臭さや精神修行的なイメージを避けるために、瞑想とは呼ばずに「マインドフルネス」と名づけられたものです。**

マインドフルネスの発端は、１９７０年代に、分子生物学者で瞑想の実践者だったマサチューセッツ大学附属医療センターのジョン・カッバトジン医博が入院患者向けに開発した8週間のマインドフルネス・ストレス低減コースでした。毎週2時間または2時間半のグループ・トレーニングと、毎日45分の個人ワーク、そして1日のリトリート（日常生活から離れ、療養や修行に専念する時間をもつこと）からなるこのコースはとても好評で、臨床効果も高かったことから、マインドフルネス・ストレス低減法（ＭＢＳＲ）として話題になり、病院の患者だけではなく、健康でもストレス過多になりがちな現代人にも恩恵のある健康法として一般社会に広がりました。

米企業界でマインドフルネスの導入を率先したのは、シリコンバレーのＩＴ大手でした。お抱えの禅導師を持ち瞑想を日課としていたことで知られるアップル創設者のスティーブ・ジョブズを筆頭に、以前から、自ら瞑想を実践し、頭をすっきりさせ創造力を高めてくれるその恩恵を認識していた起業家は少なくありませんでした。しかし、**特定の宗教色に傾倒することをタブー視する米企業社会にあって、社員に瞑想を奨励することはできずにいた企業トップたちが、マインドフルネスに真っ先に飛びつき、社員の福利厚生のプログラムに導入するようになりました。**今では就業中でも自由に社員が利用できる瞑想室が社内にある企業も珍しくなくなっています。

ちなみに**マインドフルネスとは、その瞬間の自分の状態や自分の行為にしっかり意識を向けるという意味**で、前述の研究例で調査された３つの瞑想法のなかでは、注意力を焦点とした瞑想法にあたります。もともと医師が開発した瞑想法なので、欧米の研究者にとっても科学研究のテーマになりやすいとみえ、マインドフルネスの効果を検証する研究報告は２００件を超えています。

２０１１年にはハーバード大学のサラ・ラザール博士らの研究チームが、マインドフルネス・ストレス低減法が実際に脳の構造を変えることを発見したと発表しています。

この研究ではまず、自己評価による被験者の通常のストレス度を記録し、被験者の脳の構造をＭＲＩで記録してから、８週間のマインドフルネス・ストレス低減法（ＭＢＳＲ）に参加させました。その後に再び、被験者のストレス度と脳の構造をＭＲＩで記録し、何か違いが生まれたかを分析しました。

その結果、**マインドフルネスのトレーニングを8週間続けた後の脳では、学習と記憶を司る海馬と、感情の調節と自己言及の処理に関与する脳の特定の領域の、皮質の厚さが増加していました。また、恐怖、不安、ストレスにかかわる扁桃体の脳細胞の体積が減少していました。**そしてこうした脳の構造の変化は、被験者の自己評価によるストレス度の軽減に呼応していました。

この研究では被験者の追跡調査も実施しています。マインドフルネス・ストレス低減法のトレーニング後には、気分や覚醒に関わる脳の領域にも変化がみられ、それも被験者の心理的な幸福感の増大につながっていることが明らかになりました。研究者によれば、これは、瞑想が脳を変えるだけでなく、その結果として、人の主観的知覚や感情も変わることを示しているということです。

ハーバード大も認めるマインドフルネスと学力向上の関係

米国ではハーバード大学、イェール大学、スタンフォード大学、MIT、カリフォルニア大学バークレー校などをはじめとして一流大学の多くがマインドフルネスの効果に注目し、学生や一般の人に実践を奨励しています。

教育現場におけるマインドフルネスの効果を検証するふたつの研究を行ったのはMITです。

その結果として、マインドフルネスを生徒に実践させれば、学業成績の向上、行動の改善、ストレスの軽減が望めるとしています。

この研究では、まず、都市部のボストン周辺の小中学校に通い、学校でマインドフルネスのトレーニングを受けた5年生から8年生、約2000人の生徒を対象に、生徒のマインドフルネス度と学業成績の相関性を調べました。マインドフル・アテンション・アウェアネス・スケール（MAAS）という指標で測定した生徒個人のマインドフルネス度を、その生徒の学業成績と照合したのです。その結果、**マインドフルネス度が前年度と比べて高くなった生徒ほど、成績の平均点並びに数学と識字の標準テストの結果で測定した学業成績が、前年度より向上していました。**また学業成績だけではなく、出席率の向上、停学回数の減少とマインドフルネス度の向上にも、相関性が認められました。マインドフルネスと学業成績の関係には性別や人種、貧富といった生徒の背景要素による差異はみられなかったということで、研究者はマインドフルネスのトレーニングにより、学業成績を高められる可能性を示すものだとしています。

MITが定義するマインドフルネスとは、「今、自分が体験していることに全神経を集中させる心理プロセス」で、マインドフルネスを修得するための最良の方法のひとつが、瞑想の実践だとしています。MITのマクガバン脳研究所のジョン・ガブリエリ博士によれば、マインドフルネスは、外部のものや内部の思考に気を取られるのではなく、今この瞬間に注意を集中する能力で、そのスキルを修得して目の前の先生や宿題に集中できれば、学習にも良いはずだ、ということなのです。

マインドフルネスは個人や社会不安を軽減する

ＭＩＴはマインドフルネスが子どものストレスを軽減する効果を調べる研究報告も発表しています。この研究はボストンの学校に通う１００人の小学6年生を被験者としたもので、その半数の生徒には、８週間にわたって毎日コンピュータのプログラミングの授業を受けさせ、残りの半数には8週間、毎日マインドフルネスのトレーニングを受けさせました。マインドフルネスの授業では、生徒は自分の呼吸に注意を向け、過去や未来ではなく「今ここ」にエネルギーを集中させるよう求められました。

この研究では、被験者はトレーニングの前後に、様々な感情を表現した顔の写真を見せられました。これは生徒が感じるストレス度の変化を見るためで、約40名の生徒に関しては、トレーニング前後にＭＲＩで脳も観察し、結果も比較しました。その結果、**マインドフルネス・トレーニングを受けた小学6年生は、恐怖を示す顔を見せられたときにもストレスを感じにくくなったと自己評価で報告しましたが、プログラミングを習ったグループではそうした変化はありませんでした。さらに、ストレスを感じにくくなったと答えた子どもは、脳の診断画像でも、とくに恐れなどの感情の処理に関わる扁桃体の活動が減少していることが確認されました。**

この実験では、トレーニング前にストレスレベルが高いと答えた生徒は、恐怖の表情を見たときに扁桃体の活動がより活発になっていました。この結果はストレスを多く感じている人ほど扁桃体の働きが過剰になり、不利な出来事に対してよりネガティブな反応を示すとする、既存の研究報告の結果と一致していました。研究者によれば、ネガティブなものに対する扁桃体の過剰反応は、幼児期のストレスを高めたり、うつ病になるリスクを増大させることも示唆されています。したがって、マインドフルネスのトレーニングには、ストレス度の高さが要因のひとつとみられる気分障害の予防や低減に役立つ可能性があるというわけです。

マインドフルネスのストレス低減効果については、他にも多くの研究報告が発表されています。２０１２年までに発表された47件の瞑想の効果に関する臨床試験の結果を総合分析した２０１４年のジョンズ・ホプキンス大学の研究報告では、マインドフルネス瞑想にはうつ病、不安、痛みの症状を低減する中程度の効果があることが認められたとしています。研究者によれば抗うつ剤の効果も中程度とされており、うつ病に関してはマインドフルネスの効果は薬物療法と変わらないともいえ、マインドフルネス瞑想も、うつ病の特効薬ではないものの、症状を管理するのに役立つツールのひとつにはなりうるとしています。

２０１３年に発表されたウェイクフォレスト大学などの研究によれば、マインドフルネスは自分中心の思考過程の調節に関わるメカニズムを通じて、不安を減弱させます。

この研究では、人が不安を感じているときに活性化する脳の領域に、マインドフルネスがどう影響するかを焦点としました。研究では、瞑想体験をもたない健常者15人を被験者として、実験前に単に呼吸に意識を集中させている最中と、1回20分のマインドフルネス瞑想のトレーニングを4回受けた後の脳の状態を、fMRIによる脳の観察で比較しました。その結果、マインドフルネス瞑想には、ただ呼吸に意識を集中させていた最中と比べて、より大きな不安解消効果があり、それは前帯状皮質、内側前頭前野、島皮質の前部の活性化に関係しているらしいことが分かりました。

瞑想中に不安度がより顕著に低下した人ほど、ネガティブな感情のコントロール、認知制御の強化、短期記憶の強化に関わる前頭前皮質の活動が増加していました。一方、自己評価による不安感が高かった人は瞑想中にも後帯状皮質に関わるDMNが活発に活動しており、不安感は自己中心の思考をうまく制御できていないことの反映と見られました。

また、**マインドフルネスの短期トレーニングを受けた人は、禅瞑想を長年にわたって実践してきた人よりも、より素早く感情的な動揺から立ち直れることも分かっています。**人の脳では不安や怒りといったネガティブな感情が起こると扁桃体の活動が活発になりますが、そうした感情を引き起こすような写真を被験者に見せて故意に扁桃体の活動を活発化させても、マインドフルネスの短期トレーニングを受けた人の場合には、より早く扁桃体の活動が収まることが、以前の研究報告で示されているのです。これは、**マインドフルネス瞑想には認知制御に関わる脳の領域を活性化させる効果もある**からで、そのために、より能動的に不安を軽減することができるのだろうと、研究者はみています。

マインドフルネスには、いわば脳の自制心に働きかける作用があるわけで、そのために様々な種類の依存症からの脱却にも役立つとみられています。たとえば、マインドフルネス・トレーニングと米国肺協会が開発した禁煙プログラムの効果を比較した研究報告では、**マインドフルネスを学んだ人がトレーニング終了直後、また17週間後に禁煙できている確率は、禁煙プログラムの参加者よりも数倍高かった**ということです。これは、マインドフルネス瞑想によって、喫煙という行為と喫煙を渇望する状態を切り離して認知することができるようになり、渇望の「波」を自覚して、それが過ぎ去るまで乗り切ることができるようになるからだと考えられています。

またニューヨーク大学マティアス・ブルク准教授によれば、**マインドフルネス瞑想はエゴの解毒剤でもあります。深い瞑想状態で自分が宇宙の全体の一部であるという気づきが生まれれば、物事をより客観的に見て、より良い人間関係を築くことができるようになるので、企業リーダーにとってとても有益だとしています。**

2009年に立ち上げたソーシャル・ネットワークのLinkedinを会員数4億5000万人の巨大な企業に育てたリンクトイン社のCEO、ジェフ・ウェイナーも、瞑想の効果の科学性をツイッターなどでよく啓蒙しています。『ウォールストリート・ジャーナル』紙のインタビューでは、「常に状況に反応するのではなく、沈思黙考する時間を作り、状況を振り返る時間を持つことが、経営に成功する鍵で、前向きに長期的なゴール実現への戦略も立てられる」とウェイナーは語っています。リンクトイン社では社員向けのマインドフルネス・プログラムもあり、そのリーダーのスコット・シュート氏は自身も一日を通して、決断に不安を感じたり、批判に対して防衛的になったりしたときに、マインドフルネスを実践しているそうで、「数分間、呼吸を整え、熟考することで、以前はイライラしていたことが、ほとんど遊びのように感じられるようになるのです。細部にまで気を配れるようになり、今まで見えていなかったものが見えてくるのです」と述べています。

第6章　瞑想、マインドフルネスは優れた脳トレ　ポイント

- 瞑想には、健康の維持向上、病気の治癒、短期記憶の口上、脳全体の灰白質の体積を大きくする効果などもある。
- 瞑想には、注意力向上を焦点としたもの、慈愛心や感情的資質を養うもの、社会認識を高める分析型のものなどがある。
- 瞑想や精神修行をする中で、ある一瞬だけ自我が消えて自分の意識が宇宙と一体化する「小さな悟り」を経験することがある。
- マインドフルネスのトレーニングを8週間続けると、学習と記憶を司る海馬や、感情の調節を司る領域の皮質の厚さが増加していた。
- ハーバード大学などで、マインドフルネス度が向上した学生ほど、学業成績が向上していた。
- マインドフルネスを学んだ人は、禁煙プログラムの参加者よりも、禁煙の成功率が高かった。

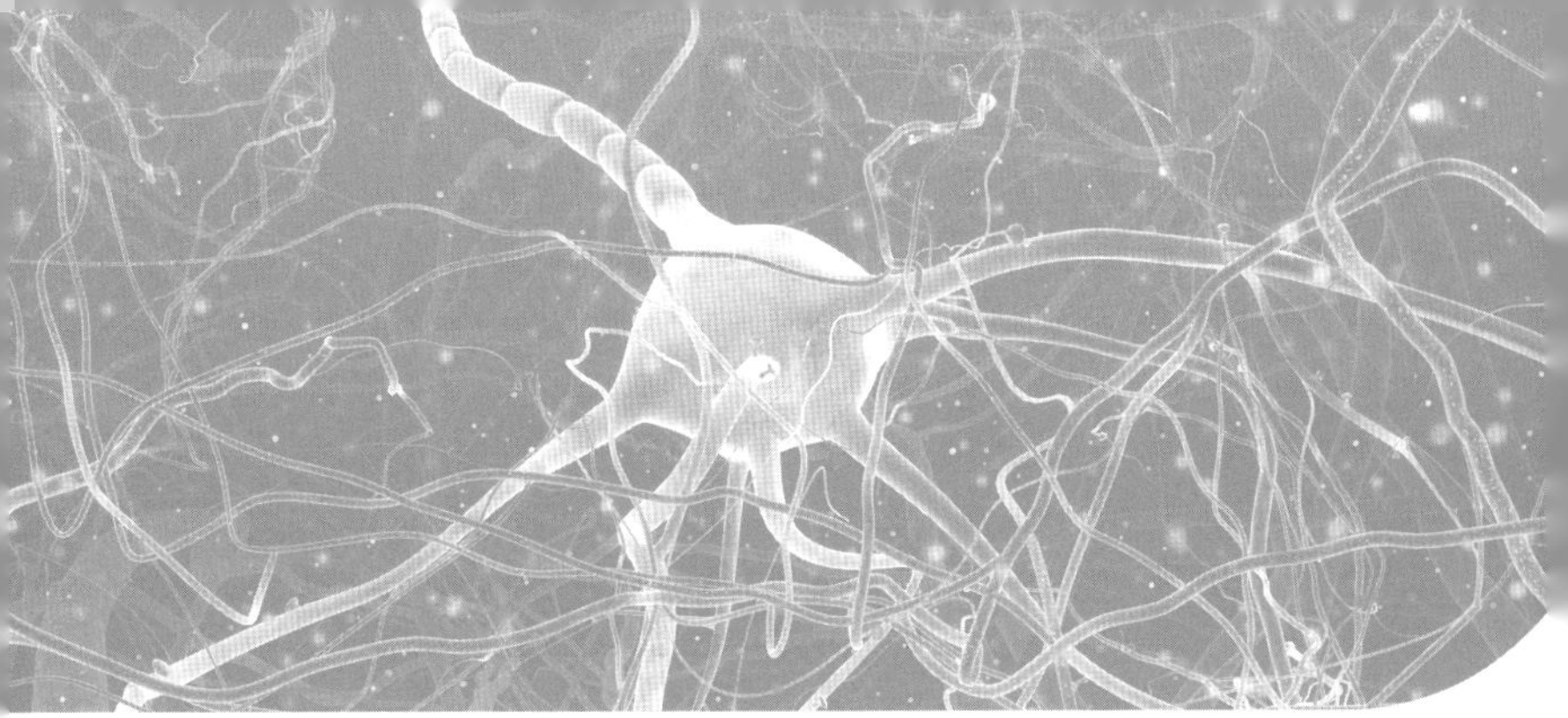

第7章

脳の働きを最適化する賢い頭の使い方

前章までは、主に脳の可塑性に関する研究の結果に基づき、脳が自らの構造や機能を実際に変えられる力について、そしてその可塑性を良い方向に刺激することで脳の健康増進や機能性の向上を図る方法について述べてきました。

本章では、今あなたがお持ちの頭をどのようにして使ったり休めたりすれば、現状の脳から最大の能力を引き出すことができるのか、という点に着目した最近の脳神経科学研究の成果とその活用法をご紹介しましょう。

最近、ビジネスマン向けの雑誌などでも、脳の最適化（オプティマイゼーション）やブレイン・ハッキングといった言葉をよく聞くようになりました。ともに脳が最も働きやすいように脳のコンディションを整える、ということです。

たとえば、ビジネスマン向けの情報サイトの『インク』が2022年7月に「科学が実証!頭も心もより良く働かせるために朝一番にすべきシンプルな日課」として勧めているのは、整理整頓です。

その理由のひとつは、身の回りが散らかっていると心理的な圧迫感があるということです。カリフォルニア大学ロサンゼルス校の2009年の研究では、自分の家が散らかっていると感じる人にはコルチゾールの分泌が不健康なレベルにある傾向がみられ、乱雑に散らかった環境にいると、いったん高まったコルチゾールの分泌の自然な低下も妨げられることが確認できたとしています。

また磁気共鳴画像法（ＭＲＩ）で脳を観察したプリンストン大学の研究により、周囲が散らかっていると、実際に視覚からの情報を処理する脳の領域が情報過多で圧倒されてしまうことも分かっています。整理整頓して整然とした環境にすれば、イライラ感も減り、気が散ることも少なくなり、行っている作業の生産性が高まるのです。

脳の最適化にはまず心拍のリズムを整える

今ある脳の最適化に役立つ極めてシンプルで効果的な方法として近年、普及しだしたのが、心臓に意識を向け、心拍のリズムを整える方法です。

かつては心臓の状態は自律神経を通じた脳からの司令に反応して変化する、というのが生理学者の一般的な見方でしたが、今では実はそう単純なものではないことが分かっています。研究者によれば、心臓と脳の間には常に双方向のコミュニケーションがあり、まずは心臓が情報センターのように外界の状況を真っ先に察知して脳に情報を送り、脳はそれに反応して働き方を変える、という仕組みになっています。**心臓が脳に情報を伝える方法は４種類で、①神経系を通じた信号による情報伝達、②ホルモンの分泌による生化学的情報伝達、③心拍の波動を通じた生物理学的情報伝達、そして④電磁波によるエネルギー的な情報伝達です。**

神経系を通じた心臓と脳のコミュニケーションに関しては、自律神経系の司令には関わらない独自の論理で心臓が動いていると推察したライト州立大学の心理学者ジョン・レイシー博士とビアトリス・レイシー博士が60年代から70年代にかけて研究を続け、循環器の活動が脳の認知力にも影響していることを突き止めました。さらに１９８０年代にはドイツのヨハネス・グーテンブルク大学マインツ校のマンフレッド・ド・ヴェルデン博士らが循環器から脳の視床の神経細胞への情報伝達を受けて、脳の皮質の全域が同期化することを発見しました。つまり心臓のリズムのパターンと安定度が脳の機能全体に影響を与えているということです。

心臓は独自の心臓神経系をもつことが明らかにされています。また脳と各臓器を結ぶ迷走神経や脊椎の中枢神経には、脳に向けて上向きに信号を送る機能があることも解明されています。そうした神経系の働きによって脳に送られる情報が脳の前頭皮質や運動皮質といった領域の活動に影響を与え、注意度、やる気、知覚感度、感情処理などの心理的要因にも影響を与えているのです。

心臓から脳へのホルモン伝達に関しては、１９８１年のカナダのクイーンズ大学の研究などを皮切りに心臓がホルモンを分泌していることが発見されるようになりました。後にＡＮＰ（心房性ナトリウム利尿ペプチド）と呼ばれるようになったこのホルモンは、体内の塩分と水分の調整に関わるホルモンでした。つまり、心臓が血圧のコントロールに関わっていることが証明されたのです。また最初は脳で発見された血管を拡げ尿の排出を促すＢＮＰ（脳性《Ｂ型》ナトリウム利尿ペプチド）と呼ばれるホルモンも、心臓から分泌されるホルモンであることが分かっています。血管や腎臓、副腎皮質や脳の多くの領域の制御に重要な役割を持つＡＦＰまたはＡＮＦと呼ばれるホルモンを心臓が分泌していることも明らかになったのです。このため心臓は１９８３年に分泌系の一部として再分類されています。

また、かつては脳や神経節の細胞のみで生成される神経伝達物質と考えられていたホルモンのカテコラミン（ノルアドレナリン、アドレナリン、ドーパミン）を合成・分泌する細胞が心臓にもあることが発見されました。さらに、出産や授乳の他、認知、寛容、信頼、友情、永続的なペアの絆の確立に関与するとみられるホルモンで脳下垂体から分泌されると考えられてきたオキシトシンが心臓でも多く発見されたことから、心臓で分泌されたオキシトシンがＡＮＰを分泌させているのではないか、という仮説をカナダのモントリオール大学の研究チームが２０００年に発表しています。

こうした研究はすべて、脳と心臓には双方向性の深い関わりがあることを示しているといえるでしょう。

過去30年以上にわたり心臓と脳、心臓と人の精神状態の関わりを研究してきたのは米国のハートマス研究所です。その研究主任で精神生理学者のローリン・マックレティ博士によれば、心拍の波動を通じた生物物理学的情報伝達とは、分かりやすく言えば、心臓の鼓動のリズムによる情報伝達です。健常な人の鼓動のリズムは規則正しく一定だと思われがちですが、実際にはその時の感情的な状態の反映で常に変わり続けています。気分が良く心が安定しているときには心拍も安定します。そうしたコヒーレンス度（波動が互いに干渉しあえる度合い）が高い心拍による波動は、いわば青信号となって脳に届き、脳はそのときに行っている作業のエネルギーをその作業に向けたままでいられます。が、怒りや悲しみといったネガティブな感情で心が乱れれば、心拍のリズムが不規則になります。**コヒーレンス度が低く、乱れた信号が脳に伝われば、脳はそれを黄信号または赤信号と解釈し、「戦うか逃げるか反応」を優先させる体制に脳の活動を切り替えます。そうなれば、ふだんの活動に使えるエネルギーが減り、脳のパフォーマンスは低下してしまう**のです。

さらに人の生体エネルギーという側面からみると、人の心臓が、脳にも増して身体で最も強い電磁波を放っていることは1960年代から指摘されはじめ、前述のマックレティ博士によれば、これまでの研究で、心臓が送り出す電磁波のフィールドは、心臓を中心に半径1メートル弱にも広がっていることが感度の高い磁力計で計測できます。目で見ることはできなくても、私たちは自分の心臓が生み出す電磁波の波動を通じて外界や他者の放つ電磁波とも干渉しあっているのです。そのため、会社を出たときには良い気分でいても、混んだ電車で何かに憤慨して怒っている人と隣合わせになれば、その人の乱れた心拍のリズムで放たれる電磁波の波動に自分の心臓の波動を乱され、それが脳に伝わりストレス反応を刺激され、家についた時には不機嫌になっている、ということもありえるわけです。

感情が認知活動に大きな影響を与えることは、これまでの多くの研究で実証されています。また、私たちの脳には生存本能の働きにより、ネガティブな記憶や思考を優先させる習癖があることも分かっています。したがって、脳を最適な状態に整えるためには、まずは優先されがちなネガティブな感情を抑制し、心拍のリズムを規則正しく安定させて、心臓から脳に送る信号を青信号に変える必要があるのです。

そのために簡単に実践できるテクニックもすでに普及しています。心臓と脳の関係に着目し1991年に設立された前述のハートマス研究所が開発した感情自己調整法は、心拍数、血圧、ストレス度の目安である血中のコルチゾール濃度、うつ度、コレステロール値、血糖値を低下させるだけでなく、脳の認知機能を向上させる効果があると報告されています。とくに判断力や反応のスピード、記憶や学力などに大幅な向上がみられたということです。

また、**心拍のリズムを規則正しく整えることがＰＴＳＤ（心的外傷後ストレス障害）、ＡＤＨＤ（注意欠陥・多動性障害）の治療、子どもの精神衛生の改善、医療ミスの低下などにつながることは、これまでの数多くの臨床研究で報告されています。**

すでに述べたように、人の心臓から放射する電磁波の波動のリズムは、他者の心拍のリズムにも影響するので、グループで感情自己調整法を実践すれば、社員のストレス解消、チームの協調性の向上にも役立つことが分かっています。米国では数年前から臨床目的だけではなく、企業研修や一般人向けの健康法としても取り入れられるようになっています。

ハートマス研究所は、感情自己調整法として心拍のリズムを素早く調整するための方法を開発、普及させています。いずれも数分間静止して心臓に意識を向け、深呼吸しながらポジティブな思いに意識を集中させる、という極めて簡単な瞑想法です。耳に装着した装置で検知した心拍のリズムの変化をリアルタイムで記録し、それを自分で携帯電話などでチェックしながら瞑想できるバイオフィードバック用のアプリも市販されていますが、この感情自己調整法はバイオフィードバックなしでも実践できます。

最も基本的な瞑想法は次の通りで、いつでもどこでも簡単にできます。

朝一番に脳を最適化させる脳トレとして日課にすれば、脳の働きに大きな改善が期待できるでしょう。起きてすぐにメールをチェックしたりニュース報道を見て不快な気分になり脳のパフォーマンスを下げてから1日をスタートさせるよりは、スマートな選択といえるでしょう。

ハートマス式心拍リズム調整法

1　考え事をやめて胸（心臓のあたり）に意識を集中させます。
2　心臓に息が吸い込まれ、吐息が心臓から出ていくように想像しながら、ふだんよりゆっくりとした深呼吸を続けます。
3　愛、感謝といった前向きな気持ちを想起します。愛や感謝の気持ちを感じた体験を思い出します。誰かに愛されている感覚、または自分が誰かまたは何かを愛している感覚をしっかり感じます。または、誰かや何かへの感謝の気持ちや、誰かに感謝されたときに感じた気持ちをしっかり感じます。そうした体験が思い出せない場合は、物語や映画のシーンを思い出しても良いですし、愛や感謝の気持ちを感じられる出来事やシーンを想像して感情導入しても良いのです。重要なポイントは愛や感謝の気持ちに没入することで、数分間、深呼吸を続けながらその気持ちに浸り続けます。

想像で脳を鍛える

記憶のメカニズムに関する研究が進んだことで、脳は実際に起きたことと想像の世界で起きたことを区別しにくいことも判明しています。脳の神経活動として、記憶と想像がどう異なるのかを解明しようとする研究も盛んです。**実際に起きたことを思い出しているときのほうが、何かを単に想像しているときよりも視覚に関わる領域の活動が活発だった、**とする研究報告もあります。

また、2007年に発表されたロンドン大学の研究では、新たなシーンを視覚的に想像するビジュアライゼーション（観想法とも呼ばれ、特定の意図をもって視覚的なイメージを具体的に頭の中で想像すること）を行っている最中の被験者の脳では、以前に想像したシーンを思い出している最中や過去に実際に起きた出来事の記憶を思い出している最中に活性化していた脳の領域と同じ領域が活性化していました。

これは脳神経科学上では、脳の可塑性を考える上でとても重要な発見だと考えられています。すでに述べたように、脳は記憶と新たな刺激をもとに既存の神経回路を強化させたり、新規に神経細胞を接続させて新たな神経回路を構築していくことは確認されています。ということは、**現実の世界では豊かな体験をしてこなくても、好ましい体験をリアルに想像して五感も刺激できれば、脳にとっては現実に起きた出来事の記憶とあまり変わらない情報資源となり、脳の可塑性を促進する要素になってくれる**というわけです。

こうした研究結果を踏まえて、脳トレとしてビジュアライゼーションを積極的に活用するよう勧めているのは現役の脳外科医でCNNのレポーターも務めるサンジェ・グッパ医博です。ビジュアライゼーションは神経細胞の新生や神経細胞間の新たな結合を促進する驚異的なパワーを持ついわば脳の栄養剤です。

グッパ医博によれば、ビジュアライゼーションはストレス解消にも役立ちますが、自分が伸ばしたい能力を支えてくれる脳づくりへのツールにすることもできます。その場合には、**自分がどうなりたいか、何を成し遂げたいかを明確に意識して、目標が実現できた理想的な将来のシーンをしっかりとビジュアライズし、五感を使って想像します。そうすれば、脳はよりリアルにそれを記憶でき、それを頻繁に思い出しているうちに、そのシーンの実現に必要な脳の神経回路が強化され、目的の達成に必要な能力が高まり、想像を現実にできる可能性が高まる**、という仕組みです。

変化させたい内容を医学的に説明すれば難解に聞こえますが、少なくとも6週間、1日5分間から10分間だけでもそうしたビジュアライゼーションを実践していれば、新たに活性化した脳神経回路を長期的に維持できるようになるそうです。

ビジュアライゼーションによる脳トレは、運動能力の発達にも効果があり、米国のオリンピック選手の間ではトレーニングの一環として1970年代から利用されています。**2012年のロンドン・オリンピックの飛び込みで米チームに銅メダルをもたらした水泳選手のトロイ・デュメイスも、トレーニングとして理想的な飛び込みの瞬間などをイメージするそうで「絵描きがまず頭にアイデアを思い浮かべ、それを頭の中で見てから絵にするのと同じで、自分がうまく飛び込める瞬間をイメージできれば、その通りできるチャンスが高まる」と語っています。**

2個の金メダルを獲得したフェンシング選手のマリエル・ザグニスは、飛行機での移動中など、ひとりで自由になる時間があるときに、目を閉じて、相手のあらゆる動きを想定しながら頭の中で試合を行っているそうです。

ビジュアライゼーションが運動機能を向上させる効果は科学研究でも実証されています。たとえばシカゴ大学の研究では被験者に、**バスケットボールを投げてうまくゴールに入れられる様子を1ヶ月間にわたってビジュアライゼーションさせたところ、成功する確率は23％向上しました。**

また、走り幅跳びの選手に、実際に競技に入る前に、理想的な跳び方をしている自分の姿を詳細に思い描くビジュアライゼーションを実践させたところ、成功する確率が45％向上したというフランスの研究報告もあります。

2＋5＋7の時間割で脳力全開

脳の健康増進、脳力向上に向けた戦略やトレーニングを開発してきたテキサス大学ダラス校「ブレイン・ヘルス・プロジェクト」の研究者によれば、脳の力を向上させる要素は次の通りです。

・脳全体への血液の流れを改善する。
・前頭葉など、重要な戦略的領域への血流を促進する。
・神経細胞を新たに結合し、有益な結合は強化し、有害な結合は弱める。
・加齢による脳の縮小に対抗できるように、前頭葉や頭頂葉などの皮質の厚みを増す。
・脳の神経細胞の軸索を取り囲み絶縁体のような役割で隣の神経繊維との混線を防ぐ髄鞘の形成を助け、神経細胞の結合と神経回路を改善する。
・細胞の構造や機能を変化させる遺伝子からの情報の発現にも作用して、脳の神経細胞と神経網の改善を導くに至るまで、脳の神経網、細胞、分子、遺伝子の発現性といった根本的な変化で上記のすべてを実現する。

脳にそうした変化を起こさせられれば、思考力、記憶力、注意力が高まるだけではなく、気分も良くなり、生活の質が大幅に改善でき、突然の危機に適応する能力も高まります。

ブレイン・ヘルス・プロジェクトでは、日常生活のパターンのちょっとした修正や、効果的な頭の使い方などを学び、実践することが、認知力向上への有効なトレーニングとなるとし、簡単に実行できる行動修正戦略を紹介しています。

そのひとつ、**2＋5＋7**というブレイン・ヘルスのキーワードが示す提案は次の通りです。

2：毎日2つ、思考を拡張させる課題に取り組む

思考を拡張させる課題とは、検討する内容が多く、解決や改善のための方法が複数見出せるような課題です。職場の作業でいえば、新たなプロジェクトの企画や重要な人事の決定などには、思考の拡張が必要です。家庭生活の中で思考の拡張に役立つのは、家の改築のプランや具体的なバケーションの計画と準備などです。多くの時間と注意力を要する課題を2つ選び、それぞれ45分だけ、その課題への取り組みに意識を集中させる時間を毎日設けます。この作業を日課にすれば、複雑な思考や判断に必要な脳の領域である前頭葉を毎日活性化させることになります。

5：1日に5回は脳を休ませる

作業中に頻繁に休むとそのたびに集中力を失い作業効率が下がるように一般には思われがちです。実は逆で、脳の健康を保ち、思考力や注意力を全開にさせたままにするためには、頻繁にリラックスして脳を休ませる時間を設けるほうが効果的なことが分かっています。脳の働きにはエネルギーの消費が伴うので、電子機器と同様に充電時間が必要というわけです。米国では時代の先端を担うIT企業ほど社内の娯楽施設やカフェ、瞑想室を充実させ、勤務時間内にも気兼ねな

く利用できるようにしています。それは社員のブレインパワーが勝負のIT企業にとっては、生産性向上への合理的なマネージメント戦略といえるのです。

休憩は、1日5回はとるべきとされています。長さは3分から5分でも良いそうですが、その間には散歩したり、目を閉じて瞑想したり、仕事とは関係ない話題で同僚と交流するなど、頭を転換させ、気晴らしになるようにします。それまでしていた作業を実行する脳の神経回路の接続のスイッチをオフにすることで、脳を沈静化させ、逆境への耐性が強まるからです。重要なのは休憩の最中にはテクノロジーから離れることで、メールをチェックしたり、携帯電話で何かをするのは、脳にとっての休憩にはなりません。

7：毎日7回、先進的な問題解決策を考えてみる

自分にとって重要な課題について、今までとは異なる視点からみてみたり、新たな疑問を自分に提起したり、その課題そのものを再定義してみるよう試みます。そうすることで、認知の柔軟性が高まり、間接的かつ創造的なアプローチで問題を解決する能力が強化される、ということです。

たとえばずっと以前から定例になっている朝一番の会議で成果が上がらなければ、会議を開催する時間を昼休みの後に変えてみることも検討できるでしょう。あるいは、よりカジュアルな朝食会にしてみる、または全体会議ではなく少人数の分科会の時間を設けてより多くの参加者が意見を述べやすくしてみる、参加者が移動して必要な人と意見交換しやすいように座談ではなく立

席パーティスタイルにしてみる、など、新たなアイデアを1日、7回考えてみるのです。

脳トレ効果を生むために重要なのは、思いつく問題解決策が実行可能か否かではなく、視点や視野を変えて物事をみることにより、イノベーションに必要な新規の発想を試みることで、そうすることにより脳もイノベーションできるということです。

脳作業の効率を高める0、1、2の戦略

脳神経科学の見地からすれば、仕事でも他の活動でも、パフォーマンスのクオリティーと効率はいかにその作業に意識を集中でき、細心の注意を払えるかにかかっています。集中力と注意力という認知力の重要な要素を高めるために実践すべき戦略として、**テキサス大学ブレイン・ヘルスセンターはブレインパワー0、ブレインパワー1、ブレインパワー2という戦略を推奨しています。**

0の戦略とは脳をゼロ、つまり無の状態にすることです。新たな建物を建てる前にはまず土地を更地にします。ふだん、新たなプロジェクトに取り掛かる前に、机の上にたまった他のプロジェクト用の資料を片付ける習慣があるかたは少なくないでしょう。また、料理を始めるにあたっても、キッチンのカウンターに置かれたままになっていた物を片付けて、必要な食材などをおけるスペースをつくらなければ作業はうまく進みません。同様に脳にとっても、新たな作業に入る前

には、それまでの作業や思考で活性化していた神経回路をいったん休ませたほうがよいということなのです。

私たちの脳は電気やガスの配給で機能を保つ都市のようなものだとも言われます。脳の機能を起動、作動させるには、血管を流れる血液を通して運ばれるエネルギーが必要です。都市のエネルギー配給システムと同様に、脳が得られるエネルギーも無尽蔵ではなく、脳内の血管にはオンデマンド方式で必要な領域に重点的に血液が流れ込む仕組みです。そのため、新たな作業に入る際に、前の作業には必要だったものの新たな作業には必要とされない脳の領域からのエネルギーのデマンドがキャンセルされていなければ、新たな作業に使うエネルギーが減ってしまうのです。

ですから、新たな作業を始める際には、すべての活動をとめて静止し、頭の中でもそれまでの思考の続きを引きずったり、先のことを思い巡らせたりするのはやめます。そうして頭の中をなるべく空にして白紙の状態に戻す時間を5分間設けることを習慣にすれば、集中力や注意力を強化できるというわけです。

あるビジネスソフトのトップ企業がプロのトレーナー向けに提供している新たなアプリケーションの取説ビデオには必ず、「ではここで10分間休憩しましょう」という指示が入っています。これも頭脳労働には脳の活動の休止、リセットの時間が重要であることを認識しているということなのでしょう。

次に、**ブレインパワー1の戦略です。これは、ひとつの作業中に脳が全力を傾けるには、その**

ことに専念することが重要だということです。 先にも述べたように、脳の神経網は一度にひとつの作業を行うように配線されています。自分ではマルチタスクを実行している、つまり同時に複数の用件を満たしていると思い込んでいても、人間の脳は人工頭脳のようにパラレル・コンピューティングができるわけではないのです。思考を必要とする複数のデマンドが競合してしまった場合には、脳は素早い神経回路の切り替えで、複数のデマンドに交互に対応しているだけなのです。

しかし、そうした素早い切り替えは脳にとっては大きな負担となります。神経回路のネットワークが疲労するために認知力が低下し、集中力も欠如し、思考は浅くなり、創造力も低下、ミスを犯す傾向も増加します。また、その影響は感情を司る脳の領域にも及び、幸福感が得られにくくなり、さらには慢性的なストレスの原因ともなって、脳の健康に悪影響を与えることになります。テキサス大学ブレイン・ヘルスセンターでは1の戦略、ひとつの作業に集中する習慣をつけるために、次の3点を実行するように勧めています。

1－1　気を散らす要素を減らす

脳の各領域にとって刺激となる要素が周囲にあると、深く創造的な思考に必要な脳の認知力を低下させる原因となります。ですから、個室で作業できるならドアを閉めるか、または、なるべく他人から干渉されないワークスペースを確保し、携帯電話やその他のデジタルデバイスからの通知機能もオフにします。ホームオフィスの場合には、子どもやペットが行ったり来たりするのも気が散る原因となるので、ペットをワークスペースには入れないようにします。作業中は声をかけないように家族に頼んでおくとよいでしょう。

1-2　脳の管理術としてのスケジュールを立てる

深い思考が必要な作業に集中できる時間をたとえ15～20分でも確保できるよう、邪魔が入りにくい時間帯を考慮するなどして、1日のスケジュールを工夫すれば、より無理なく、脳を効率よく働かせられるようになります。家庭でのリモート・ワークに慣れた方は、そうしたやりくりはすでに実行されているでしょうが、オフィス勤務でも作業の優先順位を決めるに当たっては、集中力が必要な作業はオフィス内の人の往来が少なく、会議などによる中断のない時間帯にするほうが、よい結果が得られるということです。

1-3　雑念を書き留める

ひとつの作業に集中することを妨げる最大の原因は、作業に取り組んでいる間に頭に浮かぶ雑念です。しなければいけないのに忘れていたことを突然思い出して作業を中断したり、気にかかっていた他のことが頭に浮かべば、その思考で脳のエネルギーを浪費しがちになるのです。これを防ぐ方法として勧められているのは、作業に入る前に、作業の邪魔になりそうな雑念を思いつく限り挙げて、ノートに書き記すことです。

雑念には大きく分けてアトラクター（心を惹かれること）とディストラクター（積極的には考えたくない心配ごとやネガティブな記憶）があります。たとえば午前中に作業をしている場合には、ランチに食べたい物を考えだしたり、バケーションで行ったビーチを思い出したりするのはアトラクターです。一方、急に自分や家族の健康が気にかかりだしたり、前に同類の作業で失敗した体験を思い出したりして、心配になるのはディストラクターです。人の思考や感情は時空の次元にはしばしばられず未来や過去、様々な場所に飛びがちです。そのことを認識して、あらかじめ今ここに意識を集中することへの妨げになりそうな要素を頭から洗い出して書き出せば、脳は落ち着いて必要な作業に深く入り、集中力を持続させやすくなるのです。

脳を多角的に使うズーム戦略

ブレインパワー2のズーム戦略もテキサス大学ブレイン・ヘルスセンターが勧める、脳最適化に向けた一連の方策のひとつです。ズームといっても、もちろん会議アプリのズームのことではありません。同じ対象物の写真を撮る場合でも、視野の領域が異なるレンズやズーム機能を使い分ければ、同じひとつの被写体から様々なビジュアルやメッセージを含む写真が撮れます。同様に、私たちの脳にも、ひとつの物事を異なる視点、視野でとらえる機能は生来備わっているので、それを活用すれば、脳はひとつの課題に対してより多くの情報を得ることができ、そこからベストな判断が引き出せるのです。

ズーム戦略は、ダイナミック・シンセシスとも呼ばれています。これは、アイデアを本質まで煮詰めるために必要な複雑な認知機能と幅広い情報活用に必要な神経回路を刺激し発達させる脳トレのひとつです。このダイナミック・シンセシスは、すべての脳の領域と自由にコミュニケーションをとるために必要な前頭葉の神経回路を強化するものです。

研究者によれば次の4つのズーム機能を駆使することで、脳の認知力が向上します。

①ズームイン：課題や物事の最も重要な部分だけを焦点として、ズームインします。その検討で分かったこと、気づいたこと、疑問に感じたことなどをメモします。たとえばニュース記事を読むときに、どこで、いつ、誰が、何をしたのかという事実をまず理解するのがズームインです。科学研究の報告書の冒頭に記されている問題提起、実験の意図と内容、結論を完結にまとめた要約がありますが、それがズームインにあたります。

②ズームアウト：火急のテーマや目前で起きている物事への対処では、つい焦点が定まりがちで、既成概念に影響されたり、狭い視野での思考に留まりがちになります。より客観的に公正に前に進むには、ズームインで得た情報や理解だけで判断を下したり結論を導いたりせずに、いったんズームアウトして、つまり一歩下がって、より達観した視点と視野から課題を検討し直すことも必要だということです。花びらをクローズアップして見ても何の花かは分かりませんが、望遠レンズで付近一帯を見渡せば、見ていた花びらは桜で、葉より先に花を咲かせていることが分かります。桜の開花の意味をより深く考えれば、春の到来も分かります。また、国家間の紛争の原因や意味合いを考える際には、当事国だけにズームインして判断することは危険で、

よりワイドに世界に視野を広げて地理的、地質的特性や、エネルギー資源の環境を理解し、さらに経済的な状況、人種や文化や宗教歴史的な因果関係まで広く深く掘り下げてみる必要があります。どんな課題に関しても細部にとらわれれば「木を見て森を見ず」になってしまうので、文脈や語り手の視点などを見極め、全体像を理解するためには、より深く広い視点、視野から検討する習慣をつけたほうがよい、ということなのです。

③ズームディープ&④ズームワイド：さらに、より深く、広く、その課題や物事の意味合いを考え、どのような洞察が得られ、それを他の課題や日常生活に応用できるかまで考えてみるのがズームディープ&ズームワイドです。

研究者によれば、こうした脳のズーム機能を駆使し、細部にズームインし、全体像にズームアウトし、その課題や物事で学んだことを今後に応用できるようさらに深掘りしたり視野を広げることに慣れれば、問題解決やイノベーション、思いやりの形成にも不可欠な、脳の柔軟性を高めることができます。自分にはコントロールできない出来事に際しても、情報の取り入れ方とその活用の仕方をコントロールできれば、自分の行動や感情もコントロールしやすくなるのです。

無限性と未知の追求、逆理が脳の先進力になる

脳の先進力とは、言い換えれば、新たなアイデアや新境地を生み出す能力のことです。テキサス大学ブレイン・ヘルスセンターでは、この力を最大限に発揮する方法として、常に念頭に置いておくべき概念に、**①無限のブレインパワーの追求、②未知のブレインパワーの追求、③パラドックスのブレインパワー活用**を紹介しています。

第一に、慣れ親しんだこれまでのやり方や考え方に安住することなく、想像力を活かした創造的な思考を楽しめるようになるためには、まず、**どんな物事でも課題でも、可能性は無限であるという前提からスタートさせる。それが①無限の脳力の追求です。**

そのためには、より多彩な情報や知的刺激が得られる環境に身を置くことが役立ちます。読書が習慣になっていてもふだんは小説しか読まなくなっていれば、その制限を取り払って、様々なジャンルの本を読むようにします。そして、積極的に様々なタイプの人と接し、家族や親戚、友人、仕事関係からは得られない情報や、異なる視点、物の考え方に触れる機会を増やすことも大切です。

また、新たなニュースを聞いたり新聞の記事を読むときにも、固定観念やメディアの論調を鵜呑みにして自分なりの判断を下したり意見を決めずに、必ず最低2つの視点を見出してみるようにします。

さらに、何かに感動したり、驚嘆したり、畏敬の念を感じる、という体験を増やすことが無限のブレインパワーの発達につながります。そのために役立つのはアウトドア、博物館や美術館、映画演劇、コンサートなど、日常生活とは異なる体験です。ということは、娯楽やレジャーにも日常生活のストレス解消という役割を超えた、脳の先進性を高めるための脳トレ価値があるのです。

次に、**②未知のブレインパワーの追求とは、どんな物事や状況、課題に関しても、自分にとって未知の要素があることを常に念頭に置いて、より広く、深く掘り下げて、より多くの疑問点を思い浮かべてみることを示します。**どんなに慣れ親しんできたことや、退屈に感じる状況でも、より詳細に観察すれば、今まで見落としてきたことに気づけます。脳が神経細胞を新たに結合させて、より綿密で広域な神経活動のネットワークを発達させるためには、常に新たな刺激が必要です。退屈な暮らしからは先進的な脳は生まれないのです。

最後に、**③パラドックスのブレインパワーの活用とは、うまく行かなかった過去の体験から学ぶという習癖が脳の先進力を強化させる、ということです。**

自らが創設したアップル社から追放されるという屈辱を経験しながらも、後に画期的な製品開発で社長の座に返り咲いたスティーブ・ジョブズが、人生を回顧して、「社長から解雇されたのはベストな体験だった」と語ったことはよく知られています。他にも同様の体験談を語る起業家は少なくありません。「失敗は成功の母」ということわざは脳神経科学上でも真言と言えるのです。

思い通りに行かなかった出来事を「失敗」と捉えて意気消沈し、ネガティブな記憶としてのみ脳に保存させれば、ストレス反応やトラウマの要因になり、脳の先進力に必要な前頭葉の働きを鈍らせることにもなります。その代わりに、当初のショックが収まったら、将来への良い教訓、成功へのヒントをくれた体験としての記憶に分類し直せば、先進力へのアイデアの宝庫となってくれる、というわけです。

学習効果を上げる神経細胞活性法

学習効果の高い脳をつくるためにまず必要なのは、神経細胞を繰り返し活性化することです。学習というとすぐ思い浮かぶのは、学校の教科の勉強ですが、脳神経科学上の学習とは、脳が外部の環境からの刺激に適応して、その情報処理に必要な神経回路網を構築する過程です。したがって数学や語学の学習はもとより、スポーツの技法や絵の描き方、編み物の仕方も学習とみなされます。

脳が何かを学習するには、新たな神経細胞を結合させ、その結合によってできた新たな神経回路をつくるだけでは事足りません。その神経回路を繰り返し活性化させることによってのみ、揺るぎのない回路にすることができるのです。赤ちゃんがしっかり歩けるようになるのも学習ですが、まずは一歩足を踏み出すことに成功してもそれで歩行能力が完成するわけではないことは誰

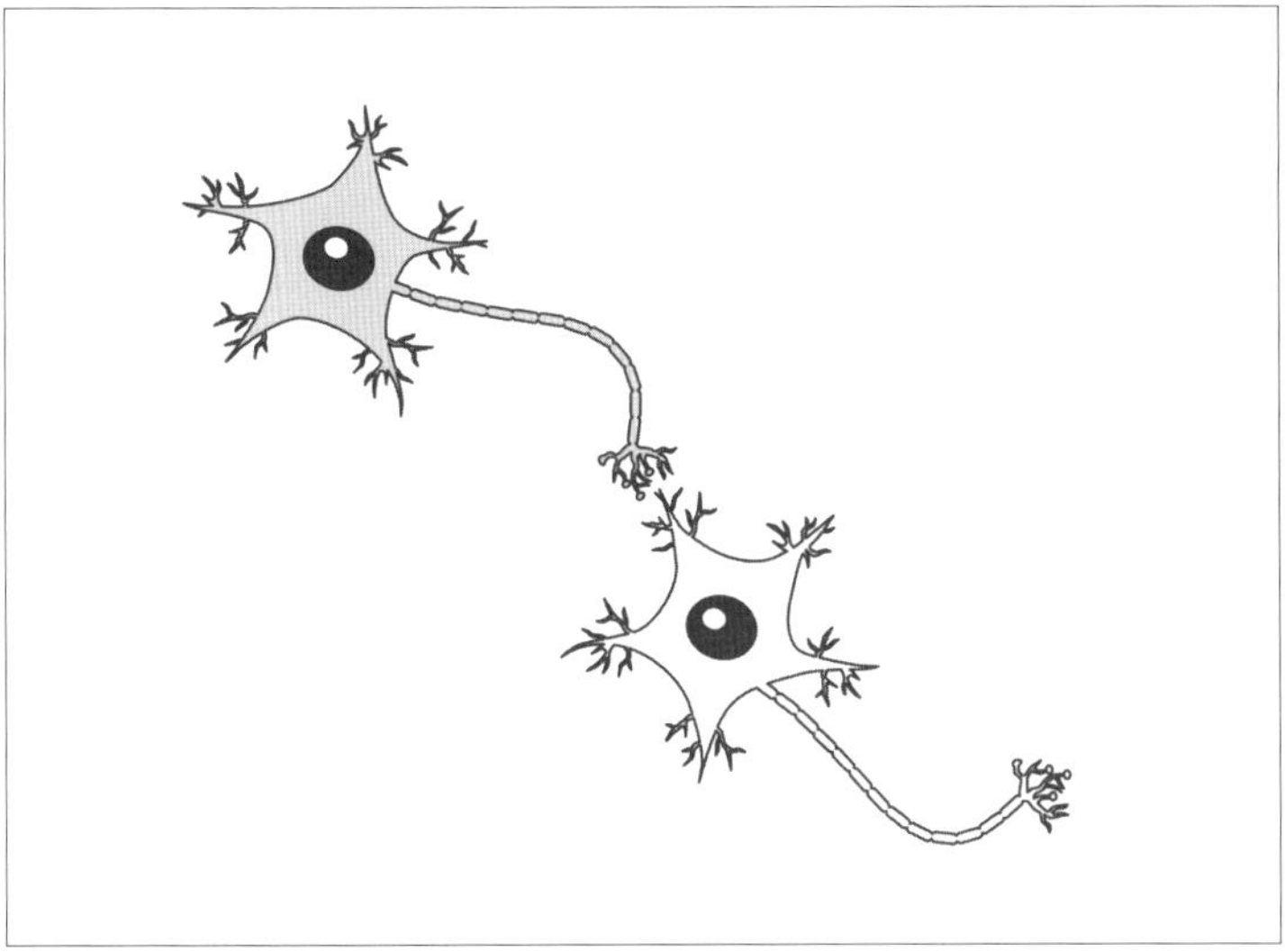

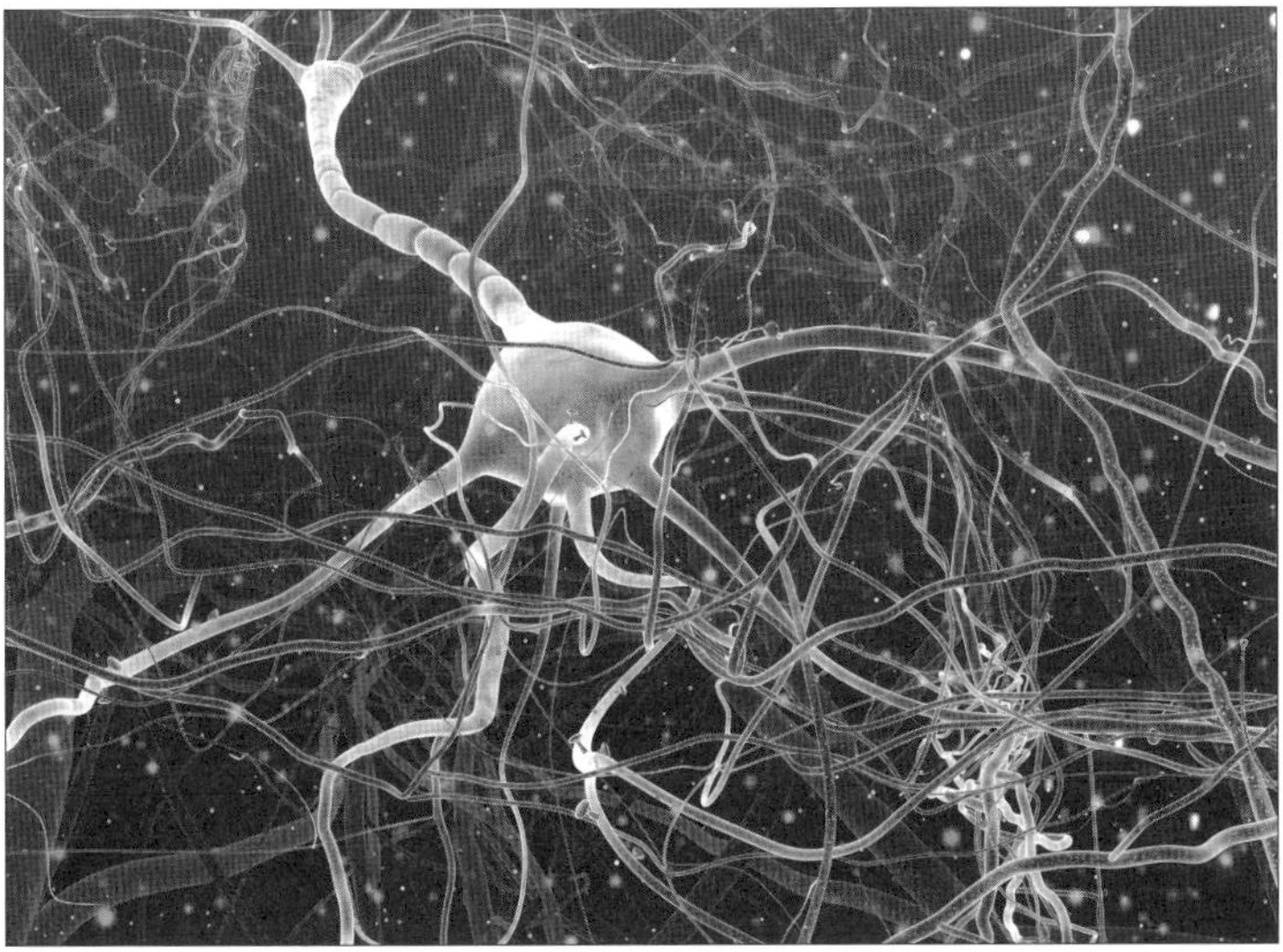

神経細胞（ニューロン）が結合して、新たな神経回路を作ることで、脳は学習する。その神経回路を繰り返し活性化させることによって、揺るぎのない回路にすることができる。

もが承知しています。文字どおり七転八倒、七転八起を繰り返すことによってのみ、自然にしっかり歩けるようになるのであって、一度ちゃんと歩けた時点で満足して歩くのをやめたら、うまく歩行する能力は育たないばかりか、衰えてしまいます。その理由は、繰り返し述べてきたように、脳は「使わない神経回路は失う」ことでエネルギー効率を保っているからです。

高校時代に得意だった数学や化学の方程式も、それを仕事で利用する学者や科学技術者にならない限り、たった数年ですっかり忘れてしまうのも、無駄な神経回路を維持するよりは他の用途に回す脳の効率主義のなせる技なのです。

というわけで、新たに結合した神経細胞の回路を強化するには、保存された記憶を頻繁に取り出す、つまり思い出すことが重要なのです。中間テストをする回数が多いほど、学生の期末テストの成績は向上する、という米国ミズーリ州のワシントン大学が行った研究報告もあります。たとえば子どもが学校で習った内容を家で復習する場合でも、何度も教科書を読み返したり講義の録音を聞くよりも、人に質問してもらったり、自分でクイズを作って答える練習をした方が記憶もしっかり保存でき、記憶を取り出す神経回路も強化でき記憶をすばやく取り出せるようになるということです。

もう1点、大切なのは、神経細胞の活性化は間欠的に行うようにするほうが効果的だということです。繰り返し学習することが重要だとはいえ、長時間にわたって根《こん》を詰め過ぎると、記憶した内容を忘れやすくなり脳の学習効率が下がることも、これまでの研究で明らかになっているのです。学習にあてられる時間が3時間あれば、一気に3時間集中して学習するよりは、1時間または30分ごとに短い休憩時間をとったほうが、脳神経科学的には効果的だということです。

自動車レースは休みなく走り続けるわけではなく、ピットタイムをとって自動車のメカニズムを調整したりタイヤを交換したりして、高速走行に適したコンディションを回復させます。それと同様に、脳は作業を休止している間に神経細胞の表面にある受容体のメンテナンスや交換を行っているのです。受容体は他の神経細胞からの電気信号を受信するコンセントのようなもので、電気信号の伝達には受容体がしっかり機能していることが必須なのです。

また、脳は睡眠中に、起きている間の活動で活性化した神経細胞の接続を強化させていることも分かっており、昼寝からも同様の効果が得られることも分かっています。学生時代には試験の前夜に詰め込み勉強し、寝ると忘れるからと一睡もせずに朝の試験に臨んだ、という話はよく聞きます。が、それは賢い頭の使い方ではないわけで、脳の学習能率を高めるためには計画的に時間配分した方が得策なのです。

日中、5分間でできる脳のリセット法

これまでにもご説明してきたように、脳の最適化とは、いま現在行っている作業にとって不要な脳の領域にエネルギーを奪われることなく、するべき作業に脳力を専念させることを示します。

しかし、意図的に何か別のことを同時にしたり考えてはいなくても、**日常的な感情の揺れや、何かちょっとしたことがきっかけになって潜在意識に残る過去のトラウマが、ストレス反応の引き金になることもあります。そうなれば脳はサバイバル本能を発揮し、扁桃体などストレス反応を司る脳の領域のほうにエネルギーを注ぎ込むため、作業をこなすパフォーマンスは低下してしまいます。**つまり、自分では作業に専念しているつもりでも、頭の片隅で怒りや不安を感じていたり、落ち込んだ気分で作業をしていれば、脳はその作業に最適化できていないことになるのです。

幸い、近年になってストレスやトラウマの研究が進み、現実には危険がないのに、脳が過去の記憶に照らし合わせて過剰反応したことで起こる脳のサバイバルモードを解除するための脳のリセット法もいくつか開発されています。とくに癇癪持ちの方や、他者の言動に影響されネガティブな感情になりがちな方にとっては、必須の脳最適化への応急処置ともいえます。

米国には、何かのきっかけで興奮し攻撃モードで我を忘れたようになったイヌの首を、軽い空手チョップのように素手でタップするだけで、そのイヌを正気に返らせ、落ち着かせることで有名になったイヌの調教師がいます。

人体でそうしたモード切り替えのスイッチにあたるのが、迷走神経です。迷走神経はその名の通り、脳の延髄から出て頸部から胸部、腹部まで複雑な経路で走っている神経網です。迷走神経は脳から抹消器官への情報を伝達する下行性の神経と、逆に抹消器官からの情報を脳に伝達する上行性の神経からなり、そのうち下行性の神経のほとんどは、自律神経系のうち鎮静効果に関わる副交感神経から構成されており、上行性の神経は心拍や空腹や炎症といった各臓器からの情報を脳に伝えています。

迷走神経を電気的に刺激する方法は以前からてんかん患者の治療に用いられていましたが、健常者にとっても、迷走神経を活性化させることが精神衛生の改善につながることが、近年の研究で確認されています。今では手首から電気信号を送ることで迷走神経を刺激するウェアラブルデバイスも市販されていますし、特別のツールを使わずに、自分で迷走神経を刺激する方法もいくつかあります。

たとえばクリーブランド病院は、迷走神経の活性化に役立つ5つの方法として、呼吸に意識を向けた①瞑想、②運動、③足のマッサージであるリフレクソロジー、④音楽、⑤冷たいシャワーを浴びること、を挙げています。

冷たいシャワーはリラクゼーション効果を高める方法としてスポーツマンなどがよく利用している方法です。心拍数を低下させ血液の流れを脳に向ける効果があり、アイスパックを顔や首にあてるだけでも助けになるそうです。

迷走神経は、内耳から喉の背側の筋肉につながる声帯も通過しているので、声を出して歌ったりサウンドを聞くことでも、直接、物理的に音波の波動で迷走神経を刺激することができます。ハミングで迷走神経を刺激する方法もいくつか提唱されています。精神科医のピーター・レヴィーン医博が勧めているのは「ハチのハミング」。ハチが飛ぶ時にたてるブーブーという音を真似て、深呼吸で吸った息を軽く閉じた唇を震わせてブーブーという音を出しながら吐き出します。

トラウマの脳科学を解明した先駆者として知られるレヴィン博士は、ストレスやトラウマでスローダウンした脳のリセット法を他にもいくつか紹介しています。レヴィン博士によれば、潜在意識の中で湧き上がった不安感、危機感による脳の活動をキャンセルするために最も大切なのは、安心感、安全感を深めることです。そのために役立つのが、まず**身体的に安心、安全を感じさせるという次のような身体心理学療法のテクニックです。**

自分の境界を確認するエクササイズ：身体はすべての感覚と感情の器であると同時に、個人と他者、外界とを隔てる境界の役割を果たしています。外界からのストレスやトラウマに圧倒されると、まずは外界の刺激から身を守る最前線にあたる皮膚の感覚が定かでなくなるので、逆に皮膚からの感覚に意識を傾けることで、自分が身体に守られていることが再認識できます。

そのための簡単なテクニックとしては、次のようなものがあげられます。たとえば職場で何か動揺することが起きたりネガティブな感情が湧き上がってきたときには、椅子の背に背中が密着するように背筋を伸ばして深く座り直し、背骨が椅子の背に支えられている感覚を感じます。またお尻と腿が椅子の座面に密着して椅子に支えられ、足が床に密着して床に支えられていることを感じます。

タッピング・エクササイズ：片手でからだの各部分を軽く叩き、その存在と感覚を再認識していく方法もあります。まずは片手で、もう片方の手の平をタップし、タップしたときに感じる、心地よい、くすぐったい、冷たい、暖かいといった感覚に意識を向けます。次に、「これは私の手の平です」または「この手は私のものです」、「この手は私の一部です」と言った言葉を口にして、その身体の部分の存在を意図的に感じ、意識して、自分がその体部のオーナーであることを再認識します。

同じ要領で手の甲、手首、下腕部、上腕部、足、ふくらはぎ、腿、下腹部、上腹部、臀部、背中、首、顔、頭の順に軽く叩きながら、各部分の存在を感じ、自分がその体部のオーナーであることを再認識していきます。レヴィン博士によれば、断続的に水がでるパルスマッサージができるシャワーヘッドがあれば、シャワーの温水で皮膚を刺激する方法もあります。快適な温度に設定したら、手でタップする代わりに温水のパルスでからだの各部分をタップしていくのです。

筋肉のエクササイズ：上記の皮膚感覚を刺激するエクササイズに慣れたら、次に、皮膚の下層にあり、外界と自分の心を隔てる、より堅固な境界である筋肉に働きかけます。まずは片手でもう片方の腕をしっかりと摑んでその筋肉の密度や形を感じてみます。次に、皮膚を感じるエクササイズの時と同様に「これは私の筋肉です。この筋肉が私の感覚や感情のより深い器です」といったように声に出して言います。不快な感覚や感情が湧き上がった時には、即座にこうしたエクササイズをすれば、自分の身体が器である、砦であるという感覚が取り戻せ、安心、安全感が増大するので不快な感覚や感情に圧倒されずにすむのです。

グラウンディング&センタリング・エクササイズ：ストレスやトラウマを感じているときには意識的には文字どおり「地に足がつかない」状態になりがちなので、身体的にしっかり地に足をつけ、自分の中心を再認識することで脳のスイッチを切り替えやすくなります。

そのためのテクニックとしては、まずはしっかり立ち、大地や床の存在を感じることです。そして、ゆっくりとつま先で立ったり、逆につま先を宙に浮かせて踵で立ったり、左右に重心を移動させたりしてみます。そうすることで、まっすぐに立った時の自分の中心線と、大地に支えられている感じを確認します。次に両足をしっかり大地か床につけて椅子に座り、下腹部に手をあて、エネルギーが大地から足に入ってきて下腹部まで届く様子を想像します。

目的に応じた音楽の波動で脳をチューンアップする

様々なサウンドヒーリング効果をうたう音楽やサウンドはネットでも人気です。また、ある種の音楽やサウンドには気分を落ち着かせ、血圧を下げるのに役立つことを示す研究例は数多く発表されており、サウンドが作業中の脳に与える影響に着目した研究報告もあります。

自然の音が気分と集中力を高めることを発見したのは、２０１５年に発表された米国ニューヨーク州レンセラー工科大学建築学部の研究です。この研究では、**壁のないオープン・プランで、周囲の話し声や物音を聞こえにくくするためにそれまで使われていたサウンドマスキングシステムの代わりにバックグラウンドで自然音を流したところ、より生産性が高まり、そこで働く人はよりポジティブな感情を保てました。**また自然音には認知力を高める効果があることも分かりました。この結果をみて、研究者は自然音には、オフィスでの必要な会話を邪魔することなく、周囲の話し声やタイピング音など気を散らす音を隠す効果があるのかもしれないとしています。

いわゆる「モーツァルト効果」に限らず、クラシック音楽には脳のパフォーマンスを高める効果があることも分かっています。

一方、縫製工場の労働者を対象に、様々な音楽を聞かせて生産性の違いを調べたスリランカの研究では、リラクゼーション効果のある音楽よりも、テンポの速い音楽の方が生産性は高まるとしています。

仕事中に聴く音楽を決めるときには個人の選択が重要だ、とするのは、マイアミ大学音楽療法プログラムのテレサ・レシウク博士です。彼女の研究結果では、自分の好きな音楽を聴きながら仕事した被験者は、そうでない被験者に比べてより早く仕事を完了でき、また、より良いアイデアを思いつくことができたということです。

人の集中力や生産性を維持するために重要なのは、音楽の種類よりも、その音楽がもつテンポであることを示唆する研究結果もあります。これは英国の認知行動療法士のエマ・グレイ博士が音楽配信サービスのSpotifyと協力して行った、「音楽が勉強に与える効果」についての研究です。**60~70ビートのクラシック音楽を聞きながら勉強させた実験では、学生は数学のテストの成績が12%向上しました。グレイ博士によれば、ベートーベンの「エリーゼのために」のようなメロディや音色の音楽を聞きながら勉強すれば、より長時間集中でき、記憶力も処理できる情報の量も増大させられます。**

また、この研究結果によれば、50~80ビートの範囲に設定された音楽には鎮静効果があり、科学や人文科学、語学などにとっては重要なスキルとなる**事実情報の処理や論理的な問題解決力といった左脳の働きを助けるということです。そうした音楽の例として挙げられているのはジャスティン・ティンバーレイクの"Mirrors"とマイリー・サイラスの"We Can't Stop"です。**

一方、**文学や演劇、芸術などの学習に際してユニークでクリエイティブな思考を処理する右脳の働きを助ける音楽としては、ローリング・ストーンズの"I Can't Get No (Satisfaction)"やケーティー・ペリーの"Firework"など、感情的でエキサイティングなポップ・ミュージックが創造力を高めてくれる**ということです。

第7章　脳の働きを最適化する賢い頭の使い方　ポイント

- 脳が最も働きやすいように、使ったり休んだりして「脳の最適化」をすることが、脳から最大の能力を引き出すことにつながる。
- 心拍のリズムを規則正しく整えることがPTSDやADHDの治療、子どもの精神衛生の改善などにつながる。
- 自分が成し遂げたいことを意識して理想的なシーンを想像するビジュアライゼーションは、その想像を現実化する力を持つ。スポーツ選手の間にも効果をもつ。
- 毎日2つ思考を拡張させる、毎日5回は脳を休ませる、毎日7回先進的な問題解決策を考える2＋5＋7の時間割が脳作業の力を高める。
- 迷走神経を活性化することが精神衛生の改善につながるとして、5つの方法、①瞑想、②運動、③リフレクソロジー、④音楽、⑤冷たいシャワーが挙げられている。
- 60～70ビートのクラシック音楽を聴きながら勉強させた学生は、テストの成績が12％向上した。

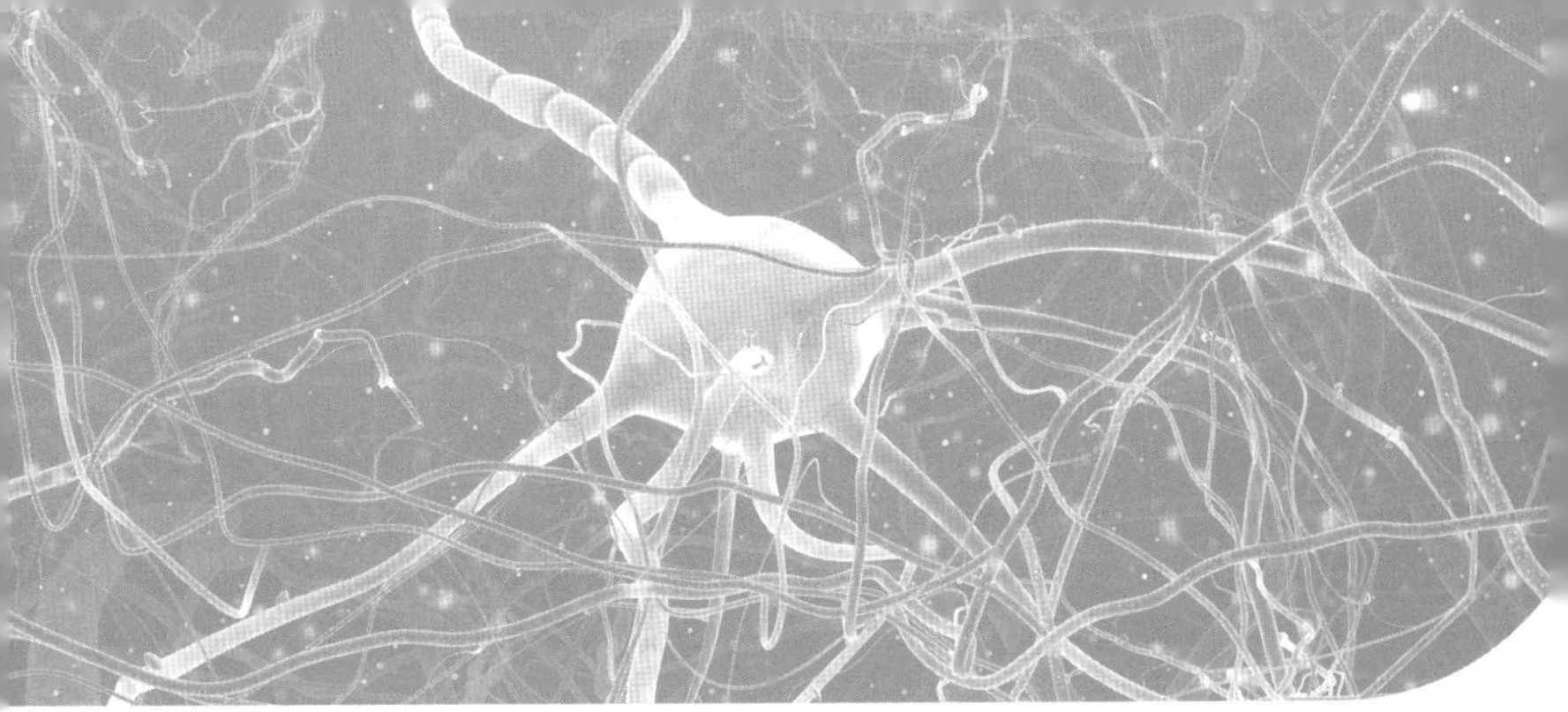

第8章

脳のアンチエイジングの最前線

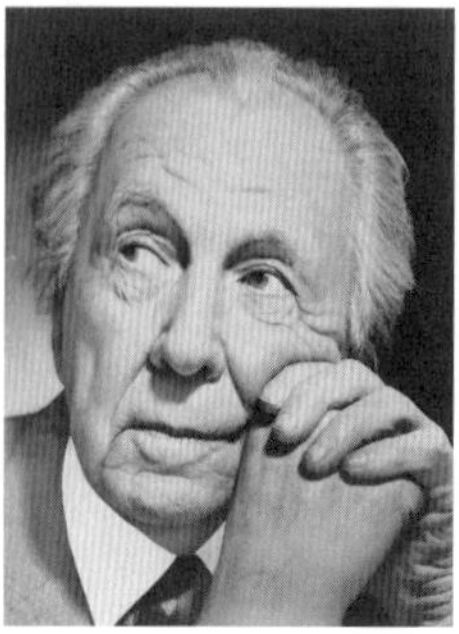

フランク・ロイド・ライト

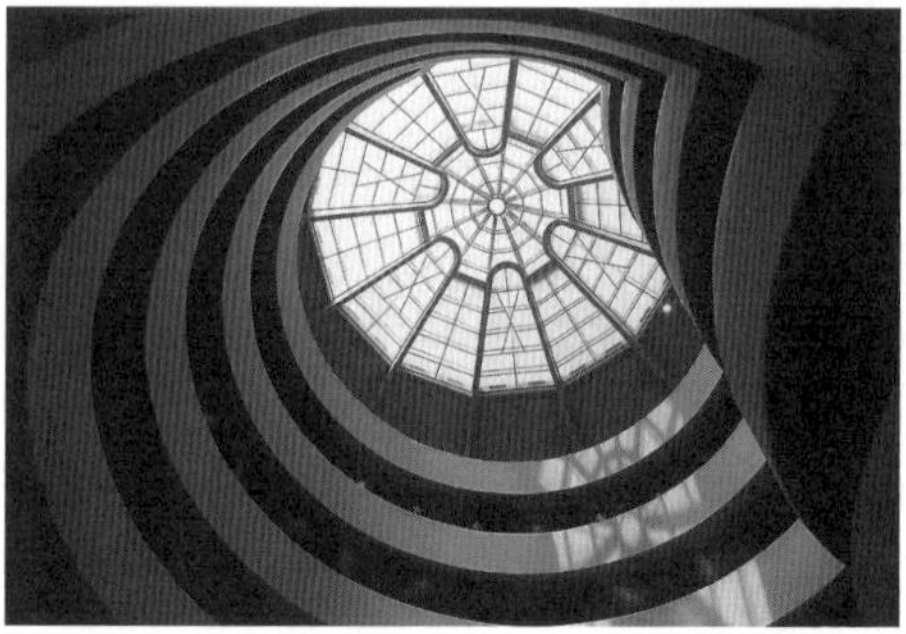

ライトが90歳で設計したグッゲンハイム美術館。(Getty Images)

日本では定年退職後の人生は「余生」とみられがちですが、**90歳でグッゲンハイム美術館を設計したフランク・ロイド・ライトや、78歳で遠近両用メガネを発明したベンジャミン・フランクリンの例もあるように、高齢になるまでブレインパワーを保ち、クリエイティブに生きて社会に貢献し続けることは可能です。**

翻訳は出ていないようですが『見えない壁』(原題 The Invisible Wall) という小説で一躍有名になった作家、ハリー・バーンスタインが小説を書き始めたのは93歳になってから。『見えない壁』が出版され注目を集めたのは2007年、96歳のときでした。バーンスタインはその後も101歳で亡くなる直前まで著作を続け、3冊の本が今も刊行されています。

高齢になってからの成功例はクリエイティブな分野に限られるわけではなく、ビジネスの世界でも高齢になって起業に成功した例はさほど珍しくはないようです。

チキンの唐揚げを世界のファーストフードに発展させた**ケンタッキー・フライド・チキンの創始者カーネル・サンダースこ**

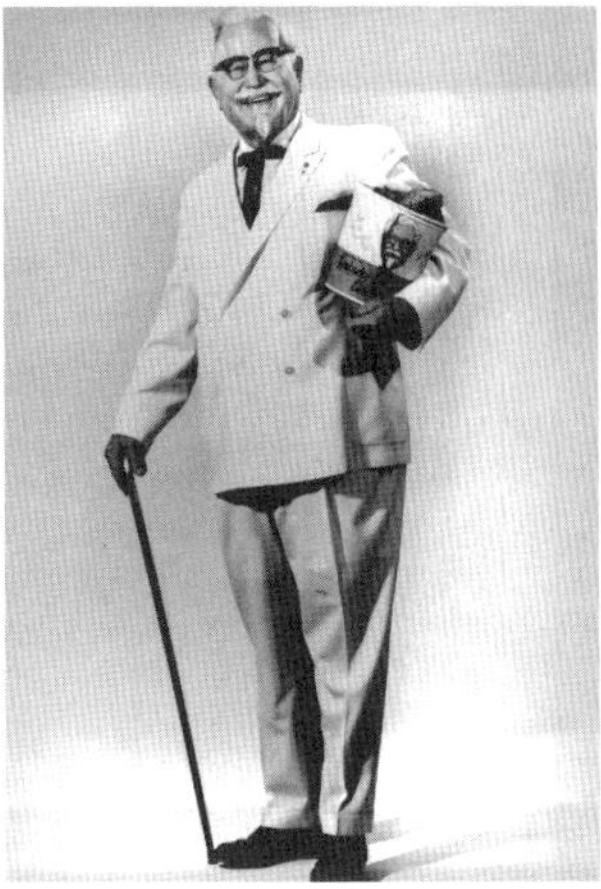

62歳になってから新ビジネスモデルを実践したハートランド・サンダース。

とハートランド・サンダースがレストランのフランチャイズという新ビジネスモデルを実践し始めたのは62歳になってから。その12年後、レシピつきでビジネスを200万ドルで売却し73歳で百万長者になりました。マクドナルドをハンバーガーチェーンとして大成功させたマグドナルドの創始者のレイ・クロックは調理器具のセールスマンでしたが、**53歳のときにたまたま訪れたハンバーガー専門店の効率的な経営ぶりに大きな可能性を見出し、フランチャイズ化に参加、その後3年でハンバーガーの販売個数、1億個を達成しました。**

スポーツの世界では2012年のホノルルマラソンで、92歳の女性、グレディス・ブリルが高齢者の部の世界記録を破る9時間53分で完走し喝采を集めましたが、彼女は若い頃から走り慣れていたわけではなく、マラソンを始めたのは86歳になってからということです。

脳のスピードは60代でも落ちない

こうした逸話だけではなく、高齢者の脳には意外な底力があることは、近年の科学研究でも明らかになってきています。『ネイチャー・ヒューマン・ビヘイビア』誌に発表されたドイツのハイデルベルク大学の研究報告では、**脳の認知力は60代になっても衰えず、効率とスピードを維持できるとしています。**

スクリーンに点滅する言葉や画像を分類分けするテストをオンラインで実施したこの研究では、参加した120万人の被験者がテストの回答に要した所要時間を調べました。その結果、60代の被験者が言葉や画像を認知し分類するまでに関わる時間は、若い被験者と変わりませんでした。

研究者によれば、**人は20代頃から衝動的に行動することが減るため、自分の頭の働きが鈍くなってきたと感じがちですが、実際には衝動的でなくなるのは、他の身体的な機能が加齢の影響で衰えてきた結果とみられる**そうです。

脳の神経回路の機能性と効率を考える上で重要なのは、「一緒に発信した神経細胞はつながる」、「使えば増強され、使わなければ失う」という脳の可塑性の原則です。つまり、人生経験の積み重ねにより、私たちの脳ではその体験の実行に必要な神経回路が形成され、強固になり、場合によっては神経網が拡大していきます。ですから**日常生活に必要な基本的な能力、作業、技能の遂行や人生の一部となった基本概念などに関する多くの機能は、高齢になっても保持できます。**

一方、あまり使わなくなった神経回路の接続は弱くなっていきますが、そのために不活性化した神経回路を立て直すことも可能であることが、これまでの研究で分かっています。健康な脳は高齢になっても、寿命が尽きるまで、神経細胞の接続と神経回路を再構築し形成する能力の多くを保持しており、必要な刺激を与えれば、そのプロセスを起動させ活性化することができるのです。

高齢になって発揮される脳の底力

とはいえ、国民の高齢化に伴い認知症患者も増加していることに、先進国の多くの国が頭を悩ませているのも事実です。1920年生まれの856人を対象とした2017年度の米国での調査では、平均70歳の健常な人がその後に認知症になる確率は男性では26・9％、女性では34・7％とされています。こうしたことから、脳の老化のメカニズムや脳のアンチエイジング、認知症予防に向けた研究が世界中で盛んに進められています。

脳の加齢の研究に役立つデータを極めて豊富に提供したとされているのが、過去50年にわたって数千人の成人の認知能力を追跡調査してきたシアトル縦断研究です。

このデータの分析から、若い頃より中高年になってから高まる認知能力もあることが発見されています。被験者が定期的に受けてきた6種類の認知テストの結果を比較したところ、**暗記力と認知力のスピードに関しては加齢の影響とみられる遅延がみられましたが、言語能力、空間的推論能力、単純計算能力、抽象的推論能力に関しては、いずれも被験者が若い時より中年になって**

からの方が向上していたのです。

脳の認知力に加齢が及ぼす影響については、パイロットと航空管制官を対象にした研究でも意外な発見が報告されています。これは2007年に『ニューロロジー』誌に掲載されたスタンフォード大学の研究で、40歳から69歳のパイロットを対象に、フライトシミュレーターを使ったテストを行ったところ、**高齢のパイロットはシミュレーターの使い方を覚えるのに若手より多くの時間を要しましたが、衝突を避けるという課題の達成に関しては、若いパイロットより有能だった**のです。この結果から、パイロットの脳では認知の処理速度と記憶力は加齢により低下しても、総合的な認知力は維持できていたとみられる、と研究者は述べています。

脳の機能のなかでも判断力や知恵といった資質は、記憶容量の測定などと比べて科学的な分析は困難とされてきましたが、近年になって他人の真意を判断するといった多くの社会的、対人的な相互認知に関しては、中年が若年層や高齢者よりもはるかに長けているとみられるようになっています。

ジョージタウン大学の神経学者で生体化学者でもあるジェームス・ジオダルノ博士も、脳の健康を保てれば、生涯を通じてそれをフルに機能させることができると述べています。**過去と現在の経験を照らし合わせて予測した上で意志決定する能力には、人生を通じて形成された神経細胞の接続と神経回路が必要なので、歳を取ってからの方が効率がよくなる**というのです。

人は何十年にもわたる学習と人生経験から得た豊富な知識によって、新しい状況をより的確に判断できるようになるので、次のような能力は歳を取った方が向上すると考えられます。

帰納的推理力：判断を急がずに情報に基づいて、より良い結論を求める能力が高まります。その結果として、効率的な計画の策定、人事管理や、日常の問題解決などの能力が向上します。

言語能力：長年生きている間に語彙が増えることによって、表現力などの言語能力が増強できます。

空間的推理力：路上で自分の車と他の物体の距離を正しく判断するといった能力が高まるので、車の運転が上手になる可能性もあります。

計算能力：割り勘の計算といった基本的な計算能力は、日常、計算に慣れていればそれだけ上手になります。

ハーバード大学経済学部教授のデヴィッド・レイブソン博士も、多くの人は経験を積んでからの方が若い頃よりも、財務的な判断や問題の核心に迫る能力が向上するため、中年は若年層や高齢者よりも経済的な理解が深く、金銭的な判断も的確になる、としています。平均的な人の金銭的判断力は53歳でピークに達するというのが、レイブソン博士の研究結果です。

年の功の穏やかな心、前向きな見方が脳を快調に保つ

人は歳を取るにつれて物の見方が前向きになることも分かっています。気難しかった近親者が歳を取るにつれて温厚になったように感じる、という話はよく聞きますが、それには脳神経科学上の根拠があるのです。

南カリフォルニア大学の認知心理学者、マーラ・マザー博士が2004年に発表した研究結果によると、高齢者の脳は若い人の脳と比べてポジティブな情報にフォーカスし、ネガティブな情報にはあまり注意を向けない傾向があります。この研究は、感情と記憶を統合する脳の領域である扁桃体の働きが加齢でどう変化するかを調べたもので、その結果、**高齢者の脳の扁桃体は不快な写真といったネガティブな刺激に対して、若年者よりも反応しにくくなっていることが確認できたのです。40歳前後からネガティブなイメージよりもポジティブなイメージのほうがよく記憶されるようになり、この傾向は少なくとも80歳までは続く**ということです。

また、この実験結果は自分の感情に関する中高年者の自己評価とも一致していました。歳を取るにしたがって情緒の安定とポジティブな感情を大切にするようになり、若い頃よりも自分の感情をうまくコントロールできるようになった、と答えた被験者が多かったのです。さらに、認知機能が極めて良好な人ほど、前向き志向が強いことも分かりました。

マザー博士はこうしたポジティブな感情の重視は加齢による認知機能の低下に伴う現象ではな

く、人生体験を積んだ脳に起こる自律的な変化だとみています。過剰反応すればストレス反応を引き起こして認知力をさらに低下させる要因となる扁桃体への刺激を抑制する「ポジティブ効果」で、高齢者の脳はストレスによる認知力の低下から守られているというわけです。

ハーバード大学で加齢が及ぼす脳の関係を研究してきたブルース・ヤンクナー博士も、**概して人は歳を重ねるほど自分の人生への満足感が高まる、**と指摘しています。それはおそらく、ないものねだりや否定的な物の見方をするよりも、自分の限界を受け入れ、自分の経験を活かした合理的な目標を設定する傾向があるからとみられます。加齢より若さに価値を置く傾向にある米国をはじめとする欧米諸国でも同様の傾向があることから、高齢になるほど満足感が高まるのは、人類の脳の普遍の特性らしいということです。

正常な脳の物忘れと認知障害の違い

本人だけでなく近親者や社会にも影響を与えかねない認知症は、米国では厳密には疾病ではなく、思考力、記憶力、判断力の低下を意味する老齢期の障害とされています。

通常の物忘れと、初期アルツハイマーや認知症といったより重度の認知障害の違いを研究してきたバージニア大学医学部老年医学准教授のローリー・パノーネ博士によれば、たまに言葉が出てこなくなったり、鍵をどこに置いたか忘れたからといって認知症であるとは限らないそうです。高齢になると思い出す記憶の量が減少するのは正常で、たとえば、何年も会っていなかった人の名前がすぐに出てこないのは、加齢に伴う脳の自然な変化の一部です。また、いわゆる物忘れにも様々な種類があり、脳ではなく他の病気や転倒などによる頭の強打、または薬を含む薬物の影響などによる場合もあるとのことです。

元ハーバード大学教授の脳神経科学者、リサ・ジェノヴァ博士によれば、物をどこに置いたのか忘れたり、キッチンに行って、なぜキッチンに来ようとしたのか思い出せなかったり、といった日常的な物忘れも記憶力の低下ではなく、注意力の欠如が原因です。人が意識を集中させずに物事を行えば、脳はそれを重要とみなさず、しっかり記憶しないようにできているのです。したがって、**考え事をしながら車を駐車場に停めて、数時間後に戻ってきたときに、自分の車をどこに停めたのかを思い出せなくなっても心配はいりませんが、駐車場で自分の車の前に立ちながら、それが自分の車であることを思い出せなくなった場合には認知力の問題とみたほうがよい**ということです。

また、人と話をしていて、話題にしようとした俳優の名前や本の題名がつい口の先まで出かかっているのに言えない、といった経験は誰にでもあることで、脳の異常ではないそうです。それは**名前が人の記憶システムではいわば複雑に入り組んだ記憶の神経回路の奥の奥に保存される仕組みになっているために、検索で取り出しにくいだけのことなのだ**そうです。さらに、一生懸命思い出そうとするうちに、似たような名前が思い浮かぶと、脳は今度はその名前や発音に関連した記憶を探り始めるので、余計に思い出しにくくなってしまうということです。

田舎から都会に移り住んだ人が、故郷の人々や土地、過去の出来事に関することを思い出しにくくなるのも、脳の記憶検索に役立つ環境から切り離されているからで、いったん故郷に戻ればすっかり忘れていた多くの記憶が戻るのは、脳の合理性のなせる技と、ジェノヴァ博士は述べています。

そうした記憶の仕組みを理解するために、物とその背景となる環境の関係に着目した実験を行ったのは、オーストラリアのボンド大学です。この実験では、まず、記憶力のテストとして、バックパック、時計、カップケーキといった日常的な品を複数、白い背景に単体で置いた写真で次々と被験者に見せてから、それらの品を含む二倍の数の品を見せ、前回見た品か否かを答えさせました。そしてその翌日に、被験者には前日とは異なる新たなテストだと告げて、前日に見せた品を含む日常的な品々を今度は、一点ずつ学校のキャンパス、コインランドリーといった異なる背景に置いた写真を1回見せ、2回めには、同じ背景に置いた品々と背景を変えた品々の写真を混ぜて見せて、1回めに見た品か否かを答えさせました。その結果、前日に見ていた品は2日めのテストで既視の品として記憶されやすかったことに加えて、置く背景を変えた品は既視の品として記憶されにくくなっていました。

つまり、人は通常、対象物をその環境との組み合わせ、いわばスナップショットとして記憶保存しているので、異なる環境ではその対象物を既知として認知しにくくなるのです。しかし、「同じ対象物を異なる環境で見るという体験を繰り返すことが学習となって、人の脳はその対象物と環境を別々に記憶保存しなおす」と、この実験を行った研究者はみています。

これは、たとえば、野球場でしか見たことがなかった野球のボールを子どもに家の中で見せても即座には野球のボールとは認知しにくいけれど、公園、スポーツ用品店など異なる場所で見かけるようになると、野球のボールという個体としてしっかり記憶されるようになるということなのでしょう。

この記憶力のテストに取り組んでいる最中の被験者の脳をｆＭＲＩで観察した結果、物忘れには、人間の記憶の中核をなす領域のひとつである海馬の活動の変化が伴っていることも発見されました。研究者によれば、これも人間の記憶システムがいかに効率性を追求し、絶対に必要なものだけを符号化しているかを示しているということです。不要な物はむやみに記憶しないことで、脳の負担を抑え、脳のスペースとエネルギーを無駄にしないようにしているのです。

一方、認知障害の専門医によれば、毎日会っている人の名前を忘れたり、よく行く場所への行き方を忘れたりするようになったら注意が必要です。食事や着替え、衛生管理といった日常生活に支障がでているようだと軽度認知障害の可能性があり、その場合には悪化することもあるので、医師の診断を受けたほうがよいということです。ちなみに、米国疾病予防管理センター（ＣＤＣ）が認知症の可能性のある兆候として挙げているのは、記憶、注意力、コミュニケーション、推論、判断、問題解決力の低下で、加齢に伴う単純な視力の衰えの域を超えて、見たものを認知しにくくなった場合には注意が必要です。

認知障害のリスクを防ぐ要素、高める要素

軽度の認知障害を導きやすい要因を特定した研究も複数発表されています。研究開始時には２９０３人の参加で、脳の機能は正常と診断された65歳以上の人の脳の機能の変化を９年間にわたって追跡調査したのは、コロンビア大学の研究です。被験者が記憶力に関わることで苦労しているかどうか、電話をかけるといった日常的な作業に困難を感じているかどうかなどを定期的にチェックして、認知機能障害の兆候の有無を調べたのです。

その結果、研究開始後６年めの調査では、被験者の１８０５人は健常な認知機能を維持していました。軽度認知障害と診断されたのは７５２人、認知症と診断されたのは３０１人でした。さらに３年後の調査では、３年前に軽度認知障害とされた４８０人のうち１４２人は軽度認知障害の段階に留まっていましたが、62人は認知症に進行していました。

興味深いことに、残りの２７６人は軽度認知障害の基準を満たさなくなっていましたが、そのうちの66人には軽度認知障害にも認知症の診断基準にも合致しない脳機能の障害があり、「機能低下」とされました。**この研究結果から、それまでは多くの場合は悪化する進行性の障害と考えられてきた軽度の認知障害は、必ずしも認知症に至るとは限らず、一時的な症状の場合もあるこ**

とが分かりました。

この研究の被験者の経歴のデータの分析から特定された、軽度認知障害のリスクに関与していると考えられる要素は次の通りです。

［軽度認知障害のリスクを低下させる要素］

教育：学歴が平均11年半の人は、学歴が10年以下の人と比べて、軽度認知障害になる危険性が5％低いことが分かりました。より長く教育を受けた人ほど社会的地位も高く、より健康的なライフスタイルをもち、良い医療も受けやすいという要素もあります。が、教育を受けることで脳の神経細胞や神経細胞間の結合が増え、脳の機能が維持されやすくなることはこれまでの研究でも示唆されてきたことから、この研究結果では、教育を受けた期間の長いほど、認知予備能も蓄積され、加齢による記憶力の低下を補いやすくなるとみて、教育を受けた期間の長さが軽度認知障害に至るリスクを低下させる要因のひとつとしています。

余暇活動：被験者の社会参加の程度や活動の量を測定するために行った、散歩や映画鑑賞など、被験者が行ってきた活動とその頻度に関する調査の結果、身体活動が活発な人、社交的な人は、軽度認知障害の発症リスクがやや低いことが分かりました。また、中年期以降に水泳などの中強度の活動をすることで、軽度認知障害のリスクが低下することも以前の研究で示唆されています。

収入：年収が3万6000ドル以上の人は、年収が9000ドル以下の人に比べて、軽度認知障害になる確率が20％低いことが分かりました。その理由としては所得が多いほど暮らす環境や生活の質が高く、より良い医療を受けられるという要素が考えられます。また環境公害がアルツハイマー病やパーキンソン病などの病気と関係があることを示す証拠も増えてきていることから、住環境の違いも影響しているとみられます。

【軽度認知障害の発症リスクを高める要因】

慢性疾患：心臓病、うつ病、糖尿病といった慢性疾患をひとつ以上持つ被験者では、軽度認知障害を発症するリスクが9％高くなっていました。健康上の負担が増えることで、ふだんの活動や社会参加が減ることも、脳の健康状態の低下を加速させる可能性があるとみられます。

遺伝子：脂質の代謝に重要な役割を果たすAPOE（アポリポタンパク質E）遺伝子は誰もが持つ遺伝子ですがAPOE2、APOE3、APOE4という3種類の遺伝子型に分かれ、そのなかでAPOE4を持つ人は、軽度認知障害の発症リスクが高まるとみられています。

APOE4に関しては、ドイツのマックス・デルブリュック分子医学センターが、「APOE4は人口の15％が持っており、持っていない人と比べて認知症の発症リスクが12倍になる」と発表しています。その理由はＡＰＯＥ４がアポリポタンパク質Ｅというタンパク質輸送体の異常をもたらすことだとみなされています。タンパク質輸送体の役目は、ＥＰＡやＤＨＡといった脳の健康に良い脂肪酸を脳の神経細胞まで輸送し、必要な栄養素を供給することです。したがって、その輸送がうまくできなくなると脳の神経細胞が飢餓状態に陥り、やがては死に至り、脳内に炎症が起こるのです。

しかし、ＡＰＯＥ４も他の遺伝子と同様に潜在的に持っているのは「可能性」であって、発現しなければ問題は起こさないので、ＡＰＯＥ４を持っているからといって絶望する必要もないようです。２０１２年にミズーリ州のワシントン大学セントルイス校が発表した研究報告によれば、ＡＰＯＥ４を持つ被験者のうち、定期的に運動をしている人は、運動をしていない人に比べて、脳内でつくられるタンパク質で過剰に貯まると脳機能を低下させ認知症の発症にも関係するとみられるアミロイドβの蓄積の兆候が少ないことが分かっているのです。さらに、ＡＰＯＥ４を持つ被験者は、変異体を持たない被験者のグループと比べて、運動によって得る効果がより大きいことも明らかになっており、遺伝子異常の悪影響は運動により軽減できるとみられているのです。

アルツハイマー病、認知症を導く8つの危険因子は防げる

2022年にはアルツハイマー病と認知症の発症を招く予防可能な8つの危険因子を特定した研究報告が米国医師会の学会誌、『ニューロロジー』誌で発表されています。これは2018年にアメリカ疾病予防管理センター（CDC）行動リスク因子監視システムに登録されている37万8615人のデータを照合分析したカリフォルニア大学ロサンゼルス校とカリフォルニア大学サンフランシスコ校の共同研究で、その結果、アルツハイマー病および認知症の症例の36・9％に中年肥満、中年高血圧、運動不足、うつ病、喫煙、低学歴、糖尿病、難聴との関連がみられたとしています。

アルツハイマー病や認知症の発症につながる最も危険な因子は中年期の肥満で、症例の17・7％でした。次が運動不足で11・8％、低学歴が11・7％、中年期の高血圧が8・8％、うつ病が8・8％、糖尿病が7・3％、現在の喫煙が6％、難聴が2・3％という順でした。

この研究では**アルツハイマー病と認知症の発症を招く危険因子は人種や民族、性別によっても異なることも発見されました。黒人、ネイティブ・アメリカンおよびアラスカ先住民、白人は中年期の肥満が、ヒスパニック系では低学歴、アジア系では運動不足が最も大きな危険因子となっていた**のです。

また性別による違いもあり、女性よりも男性の方がアルツハイマー病や認知症になるリスクが

高く、うつ病に関連してアルツハイマー病や認知症になるリスクは、男性よりも女性の方が高いことがわかりました。

研究者によれば10年以上前に実施した同様の研究では、最も重要な危険因子は運動不足、うつ病、喫煙だったということで、米国では過去10年で肥満が増加した一方、喫煙者が減ったことの反映ともみられます。

アルツハイマー病予防の特効薬は運動

運動が加齢により自然に低下する学習能力や記憶力を改善し、アルツハイマー病などの神経変性を抑制することを示す証拠は蓄積されています。既存の研究報告を総合分析した台湾の研究チームによれば、運動によって脳の健康が増進できることに疑いの余地はありません。健康な脳でも、障害が出ている段階の脳でも、運動には様々な要素から機能を改善させる脳の可塑性を促進させる効果が証明されているのです。

第一に、運動には脳にとっての栄養因子の生成を増加させ、可塑性、認知力と行動機能を強化させる効果があります。

また、運動は脳血管の機能とグリア細胞にも良い影響を与えることが知られています。グリア細胞とは、脳のなかで神経細胞による情報伝達を補佐する役目をもつ細胞です。脳の主要なグリア細胞であるアストロサイトは、血管から神経細胞への脳内エネルギー伝達の調節に重要な役割を担っているとされていますが、1ヶ月トレッドミルで運動を続けただけでアストロサイトの可塑性が向上することも実験で証明されています。ですから、運動によって神経細胞の機能が向上するのは、このアストロサイトの可塑性を刺激するためではないかともみられているのです。

さらに運動は、脳にとって有害となる物質の排除を促進することにより、神経細胞の脆弱性を低下させ、シナプスの機能の維持に役立つという要素もあります。こうしたことから、運動は神経細胞の可塑性により脳が認知予備能を備蓄する助けとなるので、アルツハイマー病の発症を遅らせるためのよい戦略になりえる、ということなのです。

運動がシナプスに与える影響については、カリフォルニア大学サンフランシスコ校が2002年に研究結果を発表しています。これは、加齢と記憶力の関係を調べるために、身体の動きを計測するアクティグラフで毎年追跡調査していた長期継続研究の被験者404人が死亡した後に、脳の解剖によって神経細胞の状態を調べた研究です。その結果、高齢になってもよく運動していた人ほど、神経細胞のシナプスの健全性が脳全体で保たれていました。

2021年にはハーバード大学医学部付属マサチューセッツ総合病院の研究チームが、運動中の動物の筋肉から分泌されるイリシンというホルモンがアルツハイマー病の予防に役立つ可能性がある、と発表しています。

この研究では血流中のイリシンの濃度を上げることで、アルツハイマー病になったマウスの認知機能が改善できること、イリシンには脳のグリア細胞に直接働きかけて神経細胞を炎症から保護する効果があることも発見されました。研究者によれば加齢がもたらす脳への最大の脅威が炎症であることを考えれば、この発見には重要な意味があるということです。アルツハイマー病でみられるアミロイドβの蓄積を防ぐのではなく、その原因となる神経細胞の炎症そのものを防げる可能性は開けた、ということなのです。この研究は**イリシンがアルツハイマー病の予防薬として有望である可能性を提示していますが、同時に体内でのイリシンの分泌を促進する運動は、アルツハイマー病予防の自然の良薬であることも示唆している**といえるでしょう。

中年期に記憶力が向上する可能性

年代に関わらず脳の認知力には個人差が大きいことは以前から認識されていましたが、その差は中年期にさらに大きく広がることが、近年の研究で明らかになっています。

人の記憶力や注意力は、概して中年期に低下するとみられてきました。しかし、シアトル縦断研究のデータの新たな分析結果によれば、**単語のリストを記憶する能力が中年期に低下した被験者が多かったものの、逆に若年期よりも良い結果を出した人が15％もいました。**

つまり、中年期に記憶力が向上することもありえることが分かったのです。

2004年に『ネイチャー』誌に発表された研究でも興味深い発見がありました。これは記憶に関わる遺伝子の発現の仕方を調べたものですが、被験者のうち40歳未満の成人の脳には概して損傷は少なく、学習や記憶に関連する遺伝子の発現量も多い一方、73歳以上の成人の脳には損傷が多く、遺伝子の発現量も少ないことが確認されました。が、中年の被験者の脳には個人差が大きく、学習や記憶に関連する遺伝子の発現が止まっている脳もあれば、30歳の脳と違いがない脳もあったのです。この結果をみれば、**中年期に認知力の差が広がる要因には遺伝子の発現も関連していることが示唆されますが、最近ではそうした遺伝子上の要因に加えて、個人のライフスタイルの違いが、脳のアンチエイジングに大きく影響するという見方が脳神経科学者の間では広がっている**ようです。

脳の健康について多角的に研究してきた、ケンブリッジ大学臨床神経科学科の研究チームも「35歳から65歳までの間に何をするかが、65歳以降に認知症になるリスクに影響する」とみており、認知症になる可能性を減らすには中年期に読書やスポーツ、その他の趣味を持つことが役立つと発表しています。

ケンブリッジ大の研究には、中年期の知的、身体的、社会的活動が認知力の備蓄に寄与するという仮説を立て、それを検証するために行ったものもあります。この研究では66歳から68歳の250人を被験者として、被験者の認知力と脳の構造の健康度、様々な活動の体験歴の関係を調べました。被験者の認知力は知能指数のテストで算定し、脳の構造の健康度はMRIを使って計測した総灰白質体積を目安としました。そして、被験者の自己申告によりそれまでの活動歴のデータと照合分析しました。

個人の活動歴に関するデータは自己評価の調査票に基づいたもので、13歳から29歳までを青年期、30歳から64歳までを中年期、65歳以降を晩年期とし、この3つの人生の段階に被験者が経験した、認知的刺激となるような活動の量を算定しました。活動体験に関しては、教育や職業など、特定の年代で誰もが多くの時間を費やす世代関連活動と、人とのつきあいやスポーツなど、年代に関わらず個人の選択で行える非世代関連活動、言い換えれば余暇の活動に二分しました。余暇の活動として調査の対象にしたのは旅行、社交的な外出、楽器の演奏、身体的な活動で、その活動量を社会的、知的、身体的活動の量の目安としました。

その結果、被験者の学歴、職業、晩年期に入ってからの活動内容にかかわらず、中年期の活動が晩年期の認知力に大きく影響することが判明しました。注目すべきは、中年期に余暇の活動が活発だった人の晩年の認知力は、その人の脳の総灰白質の量、つまり脳の構造の健康度にあまり依存していなかったことです。これは**中年期に社会的、知的、身体的な活動に多く参加するほど脳の可塑性が促進され、認知に関わる神経細胞とその接続が増強され、認知予備能が蓄積できたことで、高齢化による脳の構造的劣化による認知力低下を補うことができた証拠**とみられます。

研究者によれば、中年期の余暇の活動は学歴や職業には影響されにくく、主にライフスタイルの反映であり、個人の選択により修正可能で、中年期に活発に活動して脳の認知予備能を蓄えれば、認知症の一次予防にもつながります。いわば、働き盛りのうちにしっかり貯金を溜めておけば、老後に苦労せずに済むのと同様で、健康で豊かな晩年を望むなら、中年期に多彩な活動で人生を謳歌した方がよいということなのです。

音楽で蘇る失われた記憶

アメリカではレディー・ガガとのデュエットで人気を再燃させた往年の名歌手トニー・ベネットのアルツハイマー病との闘病ぶりが注目を集めています。ベネットは現在96歳ですが、10年ほど前から認知力や記憶力が低下しだし、自分の妻も認知できなくなり、7年前にアルツハイマー病と診断されました。が、**コロナウイルスの蔓延で集会が禁止になるまで、1時間半のコンサートで公演していました。２０２１年にも95歳のバースデーコンサートで12曲を歌詞も見ずに歌い続け、ゲストとして予期せず舞台に登場した女性がレディー・ガガであることも即座に認知して、喝采を受けました。**

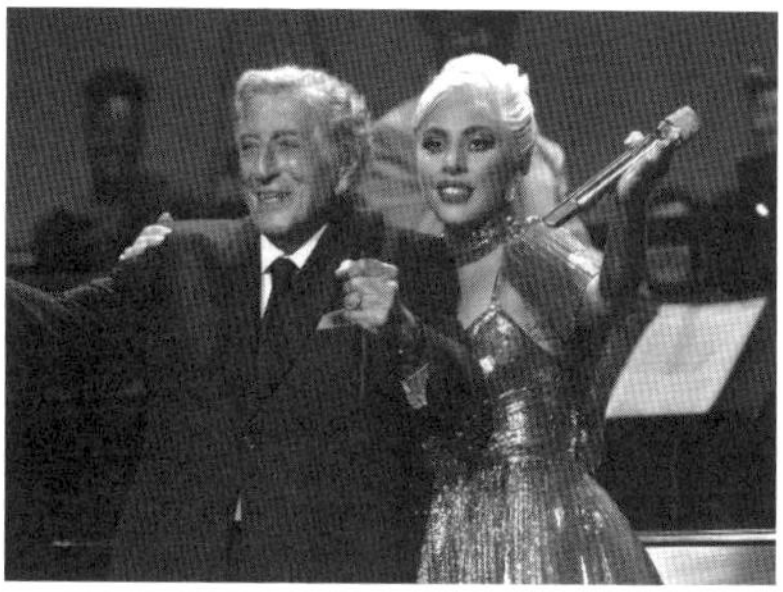

アルツハイマー病と闘うトニー・ベネットは、2021年95歳のバースデーコンサートでレディー・ガガと共演して喝采を受けた。（Getty Images）

夫人によれば、ふだんのベネットは自分がアルツハイマー病であることも理解できておらず、近親者の名前も言えなくなり、1日の多くを生気なく過ごすようになっていますが、長年歌い慣れた曲のメロディーを聴くと途端に目が覚めたように意識がしっかりし、記憶も戻るということです。

音楽が脳の多くの領域を刺激し、構成し直すことはこれまでの多くの研究で証明されています。アメリカの音楽神経機能研究所のコンチェッタ・トメイノ所長によれば、**個人的に意味がある音楽を聞けば、情報処理に関わる脳の神経回路が刺激され、ふだんは記憶力に障害がある人も記憶を回復しやすくなります。**ｆＭＲＩによる脳の観察では、自分にとって大切な音楽を聴いたときには、記憶を保持し検索する脳の領域である内側前頭前皮質が活性化することが発見されています。

２０１５年に『ブレイン』誌に掲載されたヨーロッパの研究では、ＭＲＩを使ってアルツハイマー病患者と若い健常者の脳を比較したところ、音楽の記憶を符号化する脳の領域に関しては両者にあまり違いはなく、アルツハイマー病患者でもほとんどダメージを受けていないことがわかりました。

『ジャーナル・オブ・プリベンション・オブ・アルツハイマーズ・ディジーズ』誌に発表された２０１９年のユタ大学の研究は、大変興味深いものです。アルツハイマー病の患者が以前に好きだったことが分かっている音楽のプレイリストを作成し、数週間にわたって聴かせた後にｆＭＲＩで患者の脳を観察しました。その結果、視覚に関わる神経網、どの刺激に注意を向けるべきかを決めるサリエンスネットワーク、推論や問題解決などの高度な認知作業を行う神経網、視覚的注意とワーキングメモリに関わる小脳および皮質小脳の神経網など、脳のいくつかの主要領域で神経接続が強化されていました。この結果をみて、研究者は**「言語と視覚記憶の神経回路は、病気の進行の早期に損傷しますが、個人に合わせた音楽プログラムを利用すれば脳を活性化することができる」**と述べています。

ペットの世話が高齢者の脳に与える効果

米国ではアルツハイマー病や認知症の患者向けのペット・セラピーの効果が話題となり、抱き心地も犬や猫に似ているロボットのペットのぬいぐるみや人間の赤ちゃんのようなベビー・ドールも人気を呼んでいます。

ペットを抱いたりペットとコミュニケーションしているような気分になるだけで、イライラや欲求不満がおさまり心が穏やかになる、よく眠れるようになる、おしゃべりのきっかけとなり対人関係が豊かになり孤独感が減る、といった心理的な効果があるだけでなく、常に家族や介護者に世話をされる受動的な立場から、ペットの世話をするつもりになることで積極性や責任感も強まり、それが認知力の低下を抑える役にも立つとみられているのです。

２０２２年に米国神経学会の総会で発表されたミシガン大学の研究報告によれば、ペットを飼っている高齢者はペットのいない人と比べて認知力が低下しにくく、ペットを長く飼っているほどその影響は大きいそうです。

これは平均年齢65歳の１３６９人を対象として健康と退職の関係を調べた追跡調査の結果によるものです。**ペットを長期間飼っていた人は、ペットがいなかった人と比べて6年後の認知機能評価の得点が1・2ポイント高く、またペットを飼うことが認知力に与える効果は、黒人、大卒者、男性でより顕著にみられました。**

動物と親しむことで孤独感やうつ病を軽減できることは、これより以前の研究でも示されています。テキサス大学健康科学センター・サンアントニオ校のスティーブン・スターン博士は心的外傷性ストレス障害（ＰＴＳＤ）の治療に通ってくる帰還兵の患者が、よく自分が飼っている犬の話をすることから、ＰＴＳＤ患者に犬を飼わせる臨床試験を実施しました。すると**犬を飼い始めてから1ヶ月足らずで、患者には前向きな変化がみられ、身体的にも活発になり、社会参加も増えた**ということです。

２０２０年には、英国マンチェスター・メトロポリタン大学が、ペットは軽度から中等度の認知症患者の助けになる可能性がある、と発表しています。この研究では軽度から中等度の認知症を患い自宅で暮らす１５４２人のデータを利用して、歩行量、孤独感、うつ、生活の質に関して、ペットの飼い主とペットがいない人の違いを分析しました。その結果、ペットの飼い主が週3時間以上歩く割合はペットのいない人と比べ１・4倍、犬の飼い主では1・8倍、飼い犬を自分で世話している人では2・5倍でした。

孤独感に関しては、住環境や身体機能も大きく影響するものの、**飼い犬を自分で世話している人が孤独を感じている割合は、犬を飼っていない人より35％低い**ことが分かりました。また、他の動物の飼い主や、ペットがいても世話をしていない人では、孤独感に差はありませんでした。つまり、ペットの中でも犬を飼っている人は、他のペットを飼っている人よりも孤独感が少ない傾向にあると言えるのです。

ペットがいる家に住んでいても自分はその世話には関わっていない人は、家にペットのいない人より1・8倍、うつを感じやすいことも分かりました。**自宅に犬がいても自分では世話をしていない人がうつを感じている割合は、家に犬がいない人の2・2倍でした。**そのほかはペットの有無によるうつ度の違いはみられませんでした。しかし、被験者がペットの世話をしていない状況や理由などは調査の範囲外だったので、うつ感が強いとペットの世話に関心が向かないということなのか、何らかの理由でペットの世話に関われないとうつを感じやすくなるのかはこの研究からは分からないということでした。

生活の質に関しては、自宅にペットがいても自分では世話をしていない人の生活の質は、ペットがいない人より1・58ポイント低く、自宅に犬がいても自分では世話をしていない人の生活の質は犬を飼っていない人より2・13ポイント低く、そのほかはペットの有無による生活の質の違いはみられませんでした。

研究者は、自宅にペットがいても自分ではその世話はしないという状況の特殊性は今後の研究課題であるとしています。いずれにしても、軽度から中度の認知症患者にとっては動物を飼い世話をすることが有益であることは示唆できる、としています。

認知症、アルツハイマー病からの回復

確固たる対策が講じられない限り、今後、米国でアルツハイマー病になる人は4500万人にも及ぶとも予測されるなか、医大や製薬産業では認知障害の治療薬の開発に躍起です。しかし、30年以上にわたってアルツハイマー病の原因と治療法を研究してきたデール・ブレデセン医博は、アルツハイマー病は1種類の薬剤で治せるようなものではないと述べています。

ブレデセン医博はアルツハイマー病の根本原因は、脳の神経可塑性のシグナルの不均衡にあるとみています。シナプスの接続と構成というふたつの過程が不均衡になり、シナプスの生成より除去が盛んになり、シナプスが減少してしまいます。いわば脳の「ダウンサイジング」で、認知機能の低下はその結果です。脳のダウンサイジングの要因は人それぞれであるため、万人に効く特効薬というものはありえず、これまでに行われた400件以上のアルツハイマー病の治療薬の臨床試験が失敗に終わったのも当然、ということなのです。

しかし、ブレデセン医博によれば、だからといって認知症やアルツハイマー病が不治の病であるというわけではないということです。脳が成長するための最適な条件をつくるために、多角的

なアプローチで個人の生化学を変えることができれば、発症の予防はもとより、すでに低下した認知機能を回復させることも可能なはずです。そこでまずブレデセン医博は、**脳の「ダウンサイジング」の引き金となる要因として代謝異常、栄養状態の悪化、栄養サポートの欠如、ウイルス感染など36種類以上を特定し、次に、そのすべてに対処するには、ライフスタイル全般の改善が必要だとして、日常生活における7つの戦略を提唱しています。**

①**食事**：脂肪から分解され脳にとってより良いエネルギー源となるケトンの生成を促進する高脂肪低炭水化物の食事療法。食材はでんぷん質をあまり含まない新鮮な季節の野菜中心で、ヘルシーな脂肪を充分に摂取し、就寝の前3時間には水以外の飲食はせず、夕食から朝食の間は最低12時間あける断続的絶食。KetoFLEX 12/3 と呼ばれるこの食事療法には神経の燃料不足やミトコンドリアの不足を補い、脳の大敵である炎症を予防し、免疫力を高め、血行、血圧を最適化し、細胞中の不必要な自己成分を分解するオートファジーを促進、アミロイドの蓄積予防、またシナプスを支える原材料を提供する効果がある。

②**運動**：有酸素運動と無酸素運動からなるエクササイズプログラム

③**睡眠**：睡眠衛生プログラムの採用による7～8時間の質の高い回復睡眠が重要。夜間低酸素血症の場合には治療が必要

④**ストレス管理**：定期的な深呼吸と瞑想を重視したストレス管理プログラム

⑤**脳への刺激**：定期的な脳トレーニング、その他の学習機会や社会参加の増加
⑥**デトックス**：衣食住から体内に入る毒素の予防と解毒の促進。カビや化学物質などによる室内汚染、脳に近い鼻の炎症の治療や口内衛生も重要
⑦**サプリメント**：個人の生化学の検査値に基づき、不足な要素を補うサプリメントの摂取

認知障害の予防、治療には個人の心身の状態から生活環境まで含めた配慮と対応が必要だとして、ブレデセン博士は生化学検査の結果に基づき、個人に即した食事療法やライフスタイルの改善、サプリ摂取からなる「ブレデセン・プロトコル」を提唱し、そのプロトコルに基づき、認知障害の改善に向けた会員制のトレーニング・プログラム「ＲｅＣＯＤＥ」を開発し、提供しています。

ブレデセン博士は２０１８年にライフスタイル全般の改善で認知機能を回復した１００人の臨床例を『ジャーナル・オブ・アルツハイマーズ＆パーキンソニズム』誌に発表して反響を呼んだものの、研究者の間からは「逸話」に過ぎず厳密な科学研究結果ではない、という批判も受けました。

２０２１年には、主観的認知障害（ＳＣＩ）、軽度認知障害（ＭＣＩ）、早期アルツハイマー病の認知機能低下を予防し回復させる「ブレデセン・プロトコル」の効果を検証した小規模な概念実証臨床試験の結果が、medRxiv（公式発表前の臨床研究報告を収録したオンラインのアーカ

イブ）で公開されています。

この研究は前アルツハイマー症状と呼ばれる中程度の認知障害をもつ50歳から76歳の男女を被験者としたもので、その84％には、５種類の認知力検査で測定した認知力の改善がみられました。そして、ＭＲＩの画像診断でも、通常では認知機能低下に伴っておこる脳の縮小がみられなかった、としています。

この研究に引き続いて行われた後続研究は、ＲｅＣＯＤＥプログラムに参加した２５５人を被験者としたもので、その結果も発表されています。この研究では、プログラムに参加する前とプログラム修了の２ヶ月後から12ヶ月後までの間、被験者に定期的に血液検査と認知力検査を行いました。その結果、被験者の認知力はプログラム参加後に著しく改善されたか、または参加前の認知力を維持できたかのいずれかでしたが、最初の予備臨床試験ほどの効果は実証できなかった、ということです。

しかしながら、血液検査の結果からは、既存の抗アミロイド療法よりアルツハイマー病発症リスクの予防効果が高いことを実証できたとしています。

プレデセン博士らは、この研究結果は、アルツハイマー病の多くの危険因子に対応すべく個別化された治療プログラムには、危険因子スコアを改善し、認知機能の低下を安定化または回復させられる可能性があるという証拠を提供するものだ、と論じています。

本書でこれまで紹介してきた内容の多くもプレデセン博士が提唱する認知障害の予防や改善法

と合致しています。端的にいえば、**最新の脳科学研究の結果から私たちが学ぶべきことは、健全な環境での健全な衣食住、そして活発な運動と知的活動、社会参加を心がけることが、脳の健康を守り脳力を高めるための正道だということになるのでしょう。**

第8章　脳のアンチエイジングの最前線　ポイント

- 言語能力、空間的推論能力、単純計算能力、抽象的推論能力に関しては、若い時よりも中年になってからの方が向上している。
- 40歳前後から80歳までは、人はネガティブな刺激に反応しにくくなり、ポジティブなイメージのほうがよく記憶されるようになる。
- 車を駐車場のどこに停めたか思い出せなくなっても認知症ではないが、駐車場でそれが自分の車であることを思い出せなくなったら認知症。
- 運動は神経可塑性、認知力、行動機能を強化させ、脳血管の機能とグリア細胞にも良い影響を与え、有害物質の排除を促進する。
- 中年期に社会的、知的、身体的な活動に多く参加するほど脳の可塑性が促進され、認知にかかわる神経細胞とその接続が増強される。
- 音楽を聴くこと、ペットの世話をすること、栄養状態など、ライフスタイルの改善が認知力の改善につながる。

あとがき

私は医学や健康関連の取材を得意とするジャーナリストとして現代医療の最先端を取材しているうちに、副作用が深刻な割に効果が怪しい医療現場の実態への懸念が深まりました。そして、ホリスティック医学、エネルギー医学といったいわゆる代替医療に関心を寄せるようになりました。さらに効果を確信できる療法に出合うと実践で学ぶようになり、医療気功やマインドフルネス、瞑想法などを教えるウェルネス・トレーナーも仕事とするようになりました。ですから、客観的で懐疑深いジャーナリストという視点に加え、ウェルネスの実践者としても医学や健康関連の最新情報に注目してきたわけです。

そのなかでもとくに脳の可塑性に関して調べるようになったきっかけは、ホログラム記憶解決法という新種の感情トラウマ解消法に出会ったことでした。

本書でも簡単に触れましたが、この療法は人の心身の悩みや対人関係上の問題の根本原因は多くの場合、過去の出来事で感じた強いネガティブな感情が潜在意識に残っていることにあり、その感情を特定して開放できれば解決できるとするものです。

私はこの療法を受けてみて他に類のない画期的な療法だと確信し、認定療法士になりました。訓練過程では、100例以上のトラウマ解消を実践したのですが、本人の脳の記憶処理に働きかけさせて、いわば脳のリセットを導くというこの療法は、認定前の新米療法士の私が提供しても確実な効果を発揮しました。そこで、この療法が効く仕組みを脳神経学的によりよく理解したくなったのです。

脳の可塑性が絵空事ではないことは、私は自分自身の体験からも確信しています。

コロナ蔓延の折に卓球を始めたのですが、運動には無縁の暮らしを続けてきたのに、なぜか若い頃より運動神経が良くなっていることに気づいたのです。卓球は30年前、30代前半のときに試してみましたが、うまくボールを返すこともサーブもできないので子どもの相手もできませんでした。が、今回は最初からボールを打ち返せ、サーブもちゃんとでき、「試合」ができたのです。さらに私のレベルに合わせるため利き手ではない左手でラケットを握った夫を真似て、私もラケットを左手に持ち替えてみたところ、数日でうまくボールを返せるようになり、2週間ほどで一打ごとにラケットを持ち替えて試合ができるようになりました。

運動はまったくしていなかったし身体も脳も老化しているはずなのに、なぜ、若い頃より運動能力=目と手足の動きのコーディネーションを司る脳の働きが良くなったのでしょう？　30年前と今の違いは何だろうと考えてみて思いついたのは、気功を日課にし、瞑想も心がけるようになったことくらいです。ということは、気功や瞑想で血液や気の流れが良くなり、脳が全体的に活性化したのでしょうか？　それとも私が学校の成績表の点数から判断して自分は運動オンチだと思い込んでいただけで、実際にはスポーツを楽しめる潜在能力はあったのに、それを活かせずにいたのが、歳の功でその自己呪縛から逃れたということなのでしょうか？

脳の可塑性の取材で会った研究者に「運動もしていないのに歳をとってから運動神経が良くなることがあるのでしょうか？」と聞いてみたところ、「脳の可塑性は様々な要素で刺激されるので、何がどう作用したのかはわかりませんが、人にはいくつになっても運動神経を良くしたり、新たな能力を開発できる可能性があるのは確かですよ」という答えが返ってきました。

本書を最後までお読み下さった皆様のなかには、脳神経科学の最新研究の結果の多くが、以前から指摘されてきた養生訓に他ならないことに驚かれた方もいらっしゃると思います。そのとおりで、脳の改善策には誰もが日常の生活のなかで意外に簡単にできることが多いのです。ならば実践しない手はないと思うのです。

エリコ・ロウ

2023年2月

https://www.sciencedirect.com/science/article/abs/pii/S1053811902912802
"Aging Gracefully: Compensatory Brain Activity in High-Performing Older Adults,"
NeuroImage, Volume 17, Issue 3, November 2002, Pages 1394-1402

C.A. Crowell, et al., "Older adults benefit from more widespread brain network integration during working memory," NeuroImage 218 (2020) 116959.

Lotfi B. Merabet, et al., "Rapid and Reversible Recruitment of Early Visual Cortex for Touch," PLoS One. 2008.

https://www.ncbi.nlm.nih.gov/pmc/articles/PMC2516172/

M M Merzenich, et al., "Progression of change following median nerve section in the cortical representation of the hand in areas 3b and 1 in adult owl and squirrel monkeys," Neuroscience 8, 33-55, 1983,

https://www.tomatis.com/en/research-and-resources

"Neurogenesis in the adult human hippocampus," Nature Medicine volume 4, pages 1313–1317 (1998), Peter S. Eriksson et al.

Christopher L. Coe, et al., "Prenatal Stress Diminishes Neurogenesis in the Dentate Gyrus of Juvenile Rhesus Monkeys," https://www.princeton.edu/~goulde/pubs/Prenatal%20stress%20diminishes%20neurogenesis%20in%20the%20dentate%20gyrus%20of%20juvenile%20rhesus%20monkeys.pdf

Rachel Yehuda et al., "Holocaust Exposure Induced Intergenerational Effects on FKBP5 Methylation August 12, 2015," ARCHIVAL REPORT, VOLUME 80, ISSUE 5, P372-380, SEPTEMBER 01, 2016
https://www.biologicalpsychiatryjournal.com/article/S0006-3223(15)00652-6/fulltext

"Intergenerational transmission of paternal trauma among US Civil War ex-POWs,"
PNAS, October 15, 2018, https://www.pnas.org/doi/10.1073/pnas.1803630115

https://www.dailymail.co.uk/health/article-4821706/Sugar-just-addictive-cocaine.html

Ming Li et al., "A Prospective Association of Nut Consumption with Cognitive Function in Chinese Adults Aged 55 - China Health and Nutrition Survey." The journal of nutrition, health & aging, February 2019.

Kirk I. Erickson, et al., "Physical activity, fitness, and gray matter volume,"
a Neurobiol Aging, September 2014.

"Exercise-Mediated Neurogenesis in the Hippocampus via BDNF,"
Front. Neurosci., 07 February 2018, Sec. Neurogenesis.
https://www.frontiersin.org/articles/10.3389/fnins.2018.00052/full

"Exercise plasma boosts memory and dampens brain inflammation via clusterin,"
Nature, volume 600, pages494–499 (2021)

"This man spent months alone underground – and it warped his mind," New Scientist, 8 August 2018
https://www.newscientist.com/article/mg23931900-400-this-man-spent-months-alone-underground-and-it-warped-his-mind/

"Are loneliness and social isolation associated with cognitive decline?" Geriatr Psychiatry, 2019 Nov;34
Elvira Lara 1 2 3, Francisco Félix Caballero 4 5, Laura Alejandra Rico-Uribe 3, Beatriz Olaya 3 6, Josep Maria Haro 3 6 7, José Luis Ayuso-Mateos 1 2 3, Marta Miret 1 2 3

https://www.reverseparkinsons.net/

Tara L. Spires, et al., “Environmental Enrichment Rescues Protein Deficits in a Mouse Model of Huntington’s Disease, Indicating a Possible Disease Mechanism,” University Laboratory of Physiology, University of Oxford, United Kingdom.

Maria Stein, et al., “Structural plasticity in the language system related to increased second language proficiency,” University Hospital of Psychiatry, Department of Psychiatric Neurophysiology, Bern, Switzerland

Johan Mårtensson, et al., “Growth of language-related brain areas after foreign language learning,” Department of Psychology, Lund University; Umeå University; Center for Lifespan Psychology, Aging Research Center, Karolinska Institute, Sweden, Max Planck Institute for Human Development, Berlin, Germany.

“Changes in White-Matter Connectivity in Late Second Language Learners: Evidence from Diffusion Tensor Imaging,” Front Psychol. 2017; 8.

“Effects of Second Language Learning on the Plastic Aging Brain: Functional Connectivity, Cognitive Decline, and Reorganization,” Front. Neurosci., 15 May 2019
https://doi.org/10.3389/fnins.2019.00423

“Dynamic Functioning of Resting State Networks in Physiological and Pathological Conditions,” Frontiers 16 Dec. 2020.

“Effects of Second Language Learning on the Plastic Aging Brain: Functional Connectivity, Cognitive Decline, and Reorganization,” Front. Neurosci., 15 May 2019.

“Bilingual inner speech as the medium of cross-modular retrieval in autobiographical memory,” Published online by Cambridge University Press: 11 August 2003.

“Speaking a second language makes you see the world differently,” 23 March 2015
https://www.lancaster.ac.uk/news/articles/2015/speaking-a-second-language-makes-you-see-the-world-differently/

“Two Languages, Two Minds: Flexible Cognitive Processing Driven by Language of Operation,” Psychological Science March 6, 2015
https://doi.org/10.1177/0956797614567509

“Children’s Miracle Network Kids: Recovering through music.”
https://www.wsaw.com/2021/12/14/childrens-miracle-network-kids-recovering-through-music/

“Snowboarding accident robs a Virginia man of his voice. Music helps bring it back,” August 2, 2014.
https://www.washingtonpost.com/local/snowboarding-accident-robs-a-virginia-boy-of-his-voice-music-helps-bring-it-back/2014/08/02/aa7452bc-0c4e-11e4-8c9a-923ecc0c7d23_story.html

“GuitarPD: A Randomized Pilot Study on the Impact of Nontraditional Guitar Instruction on Functional Movement and Well-Being in Parkinson’s Disease,” Hindawi Parkinson’s Disease Volume 2022,

“Extensive piano practicing has regionally specific effects on white matter development,”
Nature Neuroscience, volume 8, pages1148–1150 (2005)

“Early musical training and white-matter plasticity in the corpus callosum: evidence for a sensitive period,” Journal of Neuroscience, 16 January 2013.
Christopher J Steele 1, Jennifer A Bailey, Robert J Zatorre, Virginia B Penhune

Med Sci Monit, 2010 May

Pilar Toril, et al., “Video Game Training Enhances Visuospatial Working Memory and Episodic Memory in Older Adults,” Front Hum Neurosci, 2016 May 6.

"Mindfulness Training Improves Working Memory Capacity and GRE Performance While Reducing Mind Wandering," Psychol Sci., May, 2013.

"Enriching hippocampal memory function in older adults through video games," Behav Brain Res, Jul 15, 2020.

"Physiology of long pranayamic breathing: neural respiratory elements may provide a mechanism that explains how slow deep breathing shifts the autonomic nervous system," MEDICAL HYPOTHESES, FEBRUARY 2006.
"Cardiorespiratory synchronization during Zen meditation," European Journal of Applied Physiology, volume 9 5, pages88–95 (2005)

"Neurohemodynamic correlates of 'OM' chanting: A pilot functional magnetic resonance imaging study," Department of Psychiatry, Advanced Center for Yoga, National Institute of Mental Health and Neurosciences, Bangalore, India.

"Mindfulness training reduces stress and amygdala reactivity to fearful faces in middle-school children," Behavioral Neuroscience, 133(6), 569-585, https://doi.org/10.1037/bne0000337

"Meditation Programs for Psychological Stress andWell-being A Systematic Review and Meta-analysis," JAMA Intern Med. 2014.

"Neural correlates of mindfulness meditation-related anxiety relief," Soc Cogn Affect Neurosci. Jun 2014.

"A rapid and potent natriuretic response to intravenous injection of atrial myocardial extract in rats," Life Sciences, Volume 28, Issue 1, 5 January 1981, Pages 89-94

"The role of oxytocin in cardiovascular regulation," Brazilian Journal of Medical and Biological Research (2014) 47(3): 206-214,
http://dx.doi.org/10.1590/1414-431X20133309

"Oxytocin is a cardiovascular hormone," Brazilian Journal of Medical and Biological Research 33 (6), June 2000. https://doi.org/10.1590/S0100-879X2000000600003

"Science of the Heart, Volume 2 Exploring the Role of the Heart in Human Performance," An Overview of Research Conducted by the HeartMath Institute, February 2016. DOI:10.13140/RG.2.1.3873.5128

"Pilot age and expertise predict flight simulator performance: A 3-year longitudinal,"
Neurology 2007;68;648-654.

"The Age of Reason: Financial Decisions over the Life-Cycle with Implications for Regulation," 29 Mar, 2008.

"What Are the Benefits of Pet Ownership and Care Among People With Mild-to-Moderate Dementia? Findings From the IDEAL programme," Journal of Applied GerontologyVolume 40, Issue 11, November 2021, Pages 1559-1567
https://doi.org/10.1177/0733464820962619

Dale E Bredesen, et al., "Reversal of Cognitive Decline: 100 Patients, J Alzheimers Dis Parkinsonism 2018, Vol 8(5): 450.
https://www.omicsonline.org/open-access/reversal-of-cognitive-decline-100-patients-2161-0460-1000450-105387.html

Exercise engagement as a moderator of APOE effects on amyloid deposition
Arch Neurol. 2012 May ; 69(5): 636–643. doi:10.1001/archneurol.2011.845.

エリコ・ロウ Eriko Rowe

ジャーナリスト、ウェルネス・トレーナー。米国シアトル在住。取材を通じ欧米の先端医療、ホリスティック医療、マインドフルネスなどを探求。著書に『太古からいまに伝わる不滅の教え108』、訳書に『「悟り」はあなたの脳をどのように変えるのか』などがある。元コーネル大学、ワシントン大学非常勤講師。

BRAIN《ブレイン》 PLASTICITY《プラスティシティー》
自《みずか》らを変《か》える脳《のう》の力《ちから》

2023年3月19日　第1刷発行

著　者　エリコ・ロウ
発行人　鈴木勝彦
発行所　株式会社プレジデント社
〒102-8641　東京都千代田区平河町2-16-1
平河町森タワー13階
https://president.jp　https://presidentstore.jp
電話　編集：03-3237-3737
販売：03-3237-3731

編集　八尾研司、石塚明夫、高田 功
制作　小池 哉
販売　桂木栄一、髙橋 徹、川井田美景、森田 巌、末吉秀樹、榛村光哲

印刷・製本　ダイヤモンド・グラフィック社

 ISBN 978-4-8334-5194-9 Printed in Japan